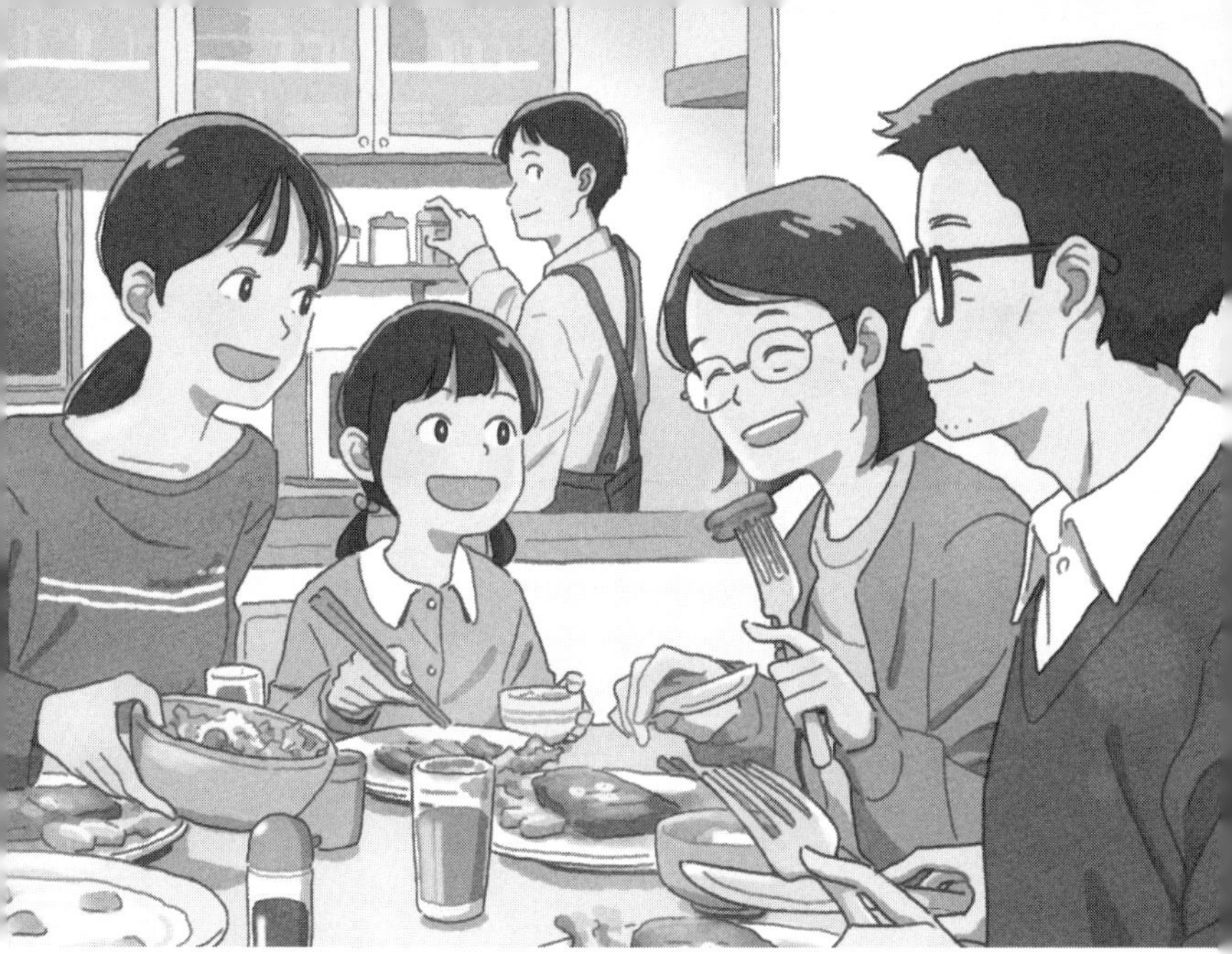

Q&Aでわかりやすい!

下田孝義
Shimoda Takayoshi

インプラントの不安が解消できる本

現代書林

はじめに

ものを食べたり、話したりすることは、私たちの生活の中で自然の営みです。しかし、何らかの理由で歯に問題が生じてしまうと痛みや苦痛をもたらし、不自由さに変わります。もしかすると、むし歯の痛みや噛めない煩わしさに、今日も悩んでいるのかもしれない。この本を手にしているとしたら、歯について深刻な悩みを持っているのかもしれません。

この本は、すでに歯を失い、入れ歯で悩んでいる人、歯がだめになり、抜歯を受け入れるしかないと言われてしまった人に、インプラントについての正しい情報をお伝えしたいと思い、書き始めたものです。

患者さんからいつも受ける質問事項をまとめ、正しいインプラント治療についてQ＆A形式をとってわかりやすく説明していきます。

インプラント治療を「手術前」「手術に関して」「治療の流れ」「手術後」に沿って書きました。治療をされている方には、そのステップに合わせて読んでもらえると理解しやすいと思います。特に患者さんから多く質問を受ける5つの点について、よくわかるようにしてあります。

インプラントは外科手術を伴います。費用も自費になります。しかし、インプラントをすることは「噛む力」を取り戻し、食生活を改善し、人生を明るく楽しいものへと変えてくれるでしょう。

健康長寿こそ、人生の幸せの方程式だと思われます。「噛む力」は「生きる力」であり、「健口長寿」への近道だと思っています。


インプラント治療は、なくなった歯を根っこから作り直しますが、ネジ部分はチタン製で、そこにセラミックの歯を被せています。

この治療の結果、失われた歯の機能はよみがえり、おいしく食べる喜び、イキイキとした笑顔を取り戻すことができます。昔のよう

▶主なインプラントの相談の焦点

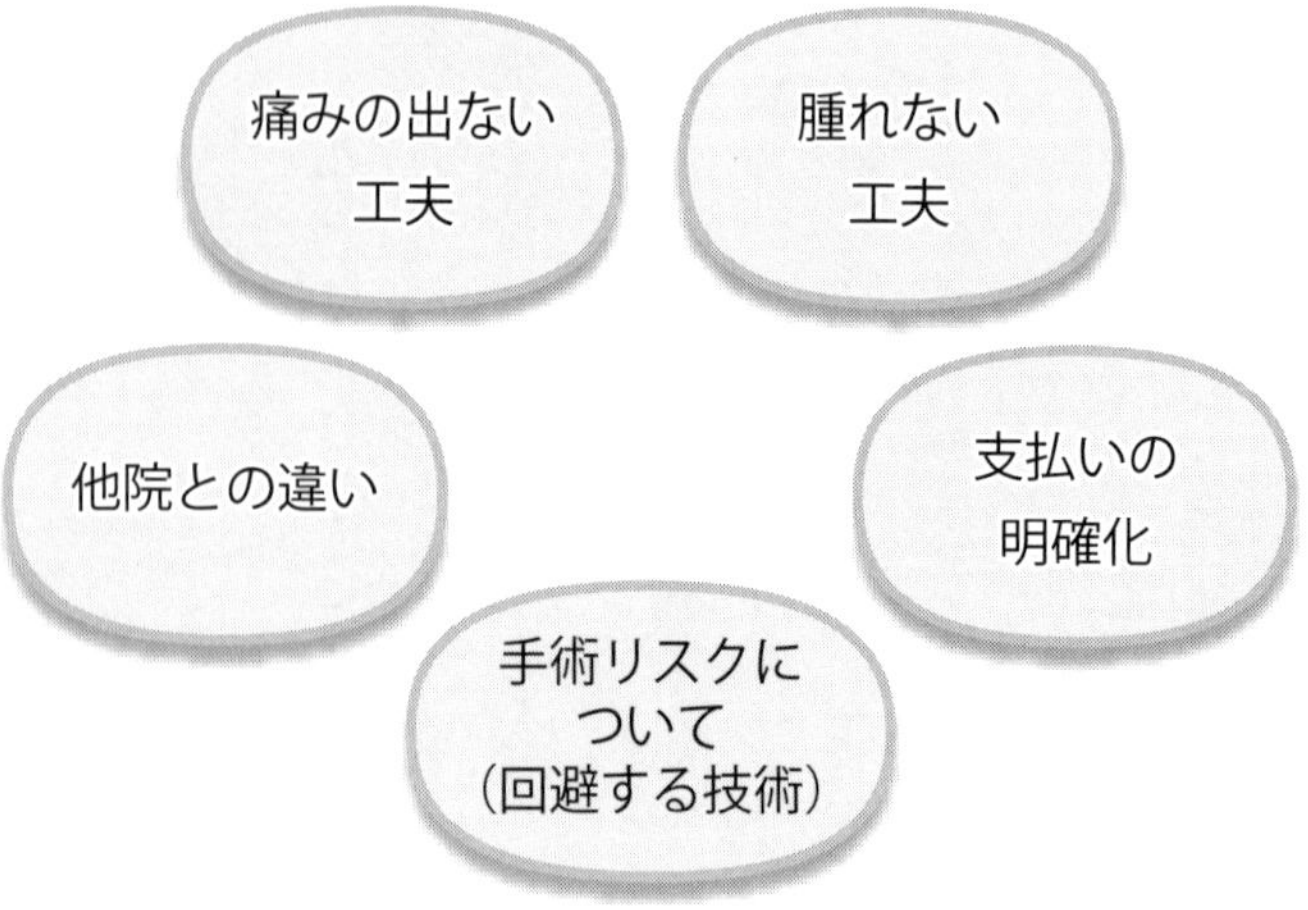

に友人や家族と食事を楽しむなど「ごく普通の社会生活」を営むことができるのです。

インプラント治療が患者さんに適用されるようになったのは1960年代ですが、それから日進月歩で技術が進歩しています。たとえば、当院では、重要組織への侵襲を回避する方法のひとつとしてショートインプラントを利用しています。その名のとおり、インプラントが短いため、体や顎が小さい日本人にぴったり適合します。これまでインプラントがむずかしかった患者さんにも治療できるようになりました。

バイコン社のショートインプラントは35年以上にわたる臨床実績のもと、4つのショートインプラントの利点を確立してきました。

1・重要組織を回避できる：神経や血管を突き抜ける事故の防止
2・骨造成の必要性を最小限にできる：腫れや痛みが少ない手術
3・インプラントの埋入の可能性を最大限にできる：短いから場所を選ばない
4・患者のニーズに応えやすくなる：腫れや痛みが少なく、噛みたいと願う多くの人に福音をもたらす

当院では、これらの利点を大いに活用して患者さんのインプラント治療に生かしていま

す。利点を生かすテクニック、最新の技術、理学療法、再生医療などによって治療期間が短くなったり、治療できないと言われている方にインプラントで、より腫れや痛みの少ない低侵襲性の手術が提案できるようになりました。

インプラントに対して、歯を失ったところに入れ歯を入れるという選択もあります。しかし、自分の歯で噛む力を100%とすると、部分入れ歯では30%、総入れ歯では10〜20%しか噛む力が回復しません。100%に近く「噛む力」を回復させてくれるのは、インプラントだけです。

インプラントという選択肢を考えたときに、圧倒的に噛めることにお気づきだと思い

▶「8020」達成の割合

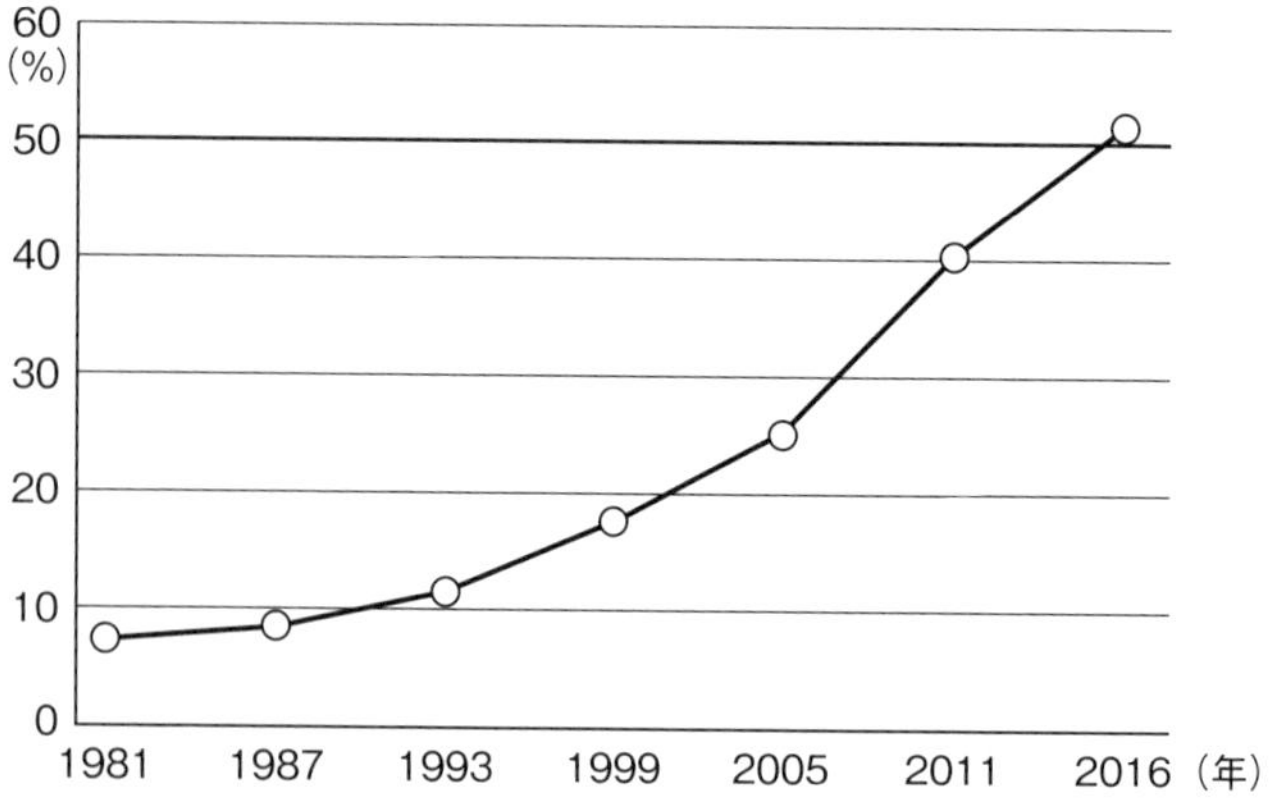

歯科疾患実態調査における各調査の 75〜85 歳について、20 歯以上保有者の割合を算出した

ます。歯がなくなりそうなとき、一度インプラントについて考えてみるのもよいかもしれません。歯を失ってから気づくこともあるでしょう。

インプラント治療で、失った1本の歯を回復させることは、審美的・機能的に重要な意味があります。インプラントの最も大切な役割は、噛む力を回復させることにあります。そして「噛む力」を回復することで「生きる力」を伸ばし、健康寿命を獲得してほしいと思っています。

30年前は、80歳時に20本以上の歯が残っている人(「8020」)は、わずか10%以下でした。そのころと比較すると「1日3回以上、歯を磨く人が倍以上に増加」「デンタルフロスや歯間ブラシ等の補助的な清掃用具の使用者が増加」「定期歯科検診を受診する人が増加」したそうです。

食事を「とてもおいしい」「おいしい」と感じている人は、平均で20本歯が残っていたという調査結果もあります。一方、「おいしくない」と感じている人の残っている歯の平均は11本です。おいしいと感じるその感覚は、歯の残存数によって大きく変わるということです。みなさんはこれについてどのように考えますか?

2018年の調査では、80歳時に20本以上の歯が残っている人が2人に1人と増えています。今後は、もっと増えていくことでしょう。しかし、施設入居者では10%以下しか達成していないのが現状です。「８０２０」を達成することで、施設に入らずに健康で社会に属し、日常生活をすることが可能になります。そのためには、歯を回復する必要があるのです。

人生１００年時代と言われている今、「噛む力」が注目されています。年齢に関係なく、自分自身の健康に関する意識はどんどん高まっています。

高齢になっても、

・健康で元気に活動すること
・生活の質の高い暮らしができること
・病気や介護で悩まないこと

▶認知症になっている人の割合

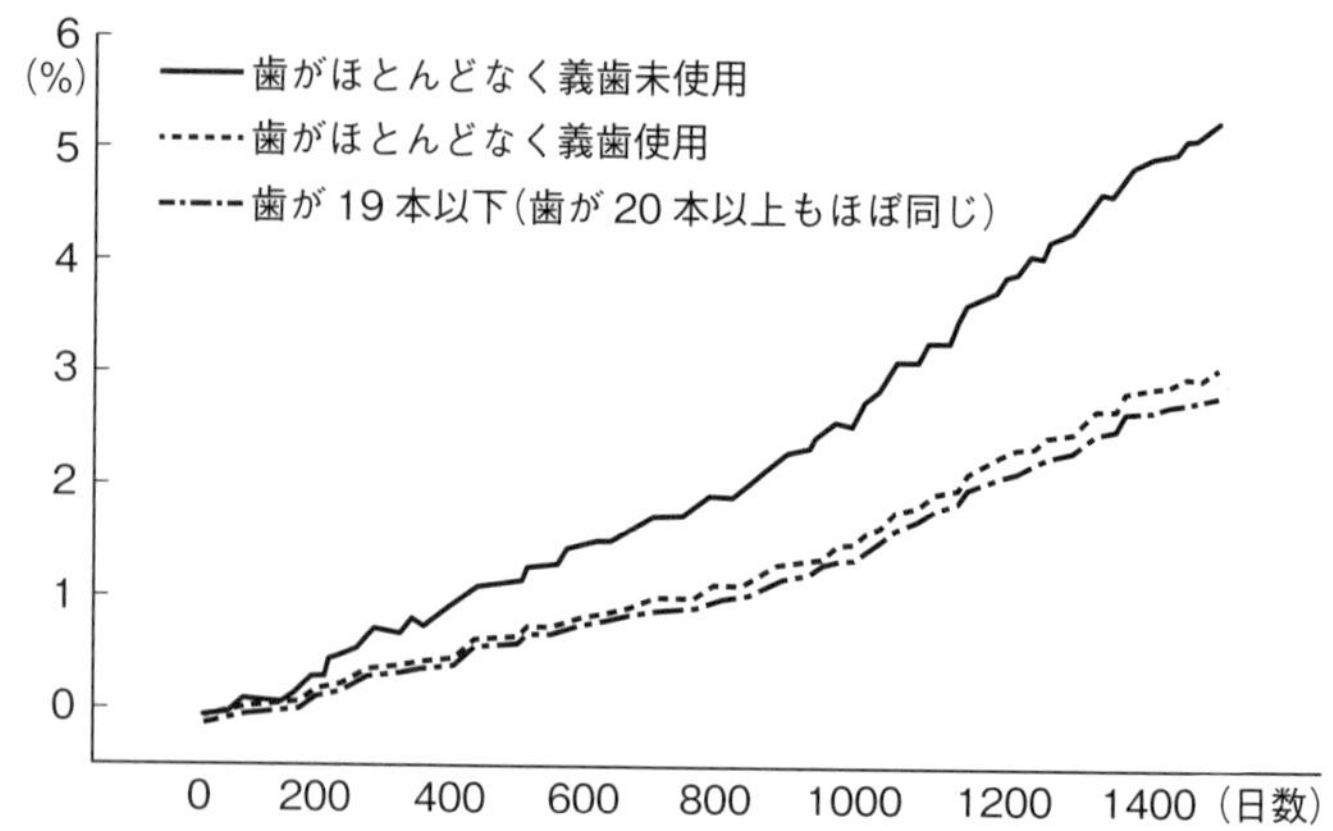

出典／「歯数・義歯使用と認知症発症との関係」
（Yamamoto et al., Pyschosomatic Medicine, 2012）

を実現し「健康寿命」を伸ばすためには、「お口の健康」がとても重要だと言われるようになりました。

「噛む力」とは「自分の歯で噛む」「上下の歯が残っている」「しっかり噛める」ことで生まれます。

「噛む力」から得られるものには、次のようなものがあります。

・食事が楽しく、活動的に動ける↓『質の高い暮らし』
・お肉や野菜もしっかり噛める↓『ビタミン不足の解消』
・噛めるからこそ、脳に刺激が伝わり、認知症予防につながる↓『認知症予防』
・噛めるからこそ、脚力や体のバランスを取る能力が高い↓『転倒防止』
・噛むことで消化を助け、集中力を高める↓『ストレスの緩和』
・体力が衰えにくくなり、健康で長く生きる↓『健康長寿』

当院では、失った歯の代わりにインプラントを入れることで噛み合わせを変えず、『噛む力』を大切にし、自分の歯で食事が可能な自立した生活をする「健康寿命」の大切さをお話ししています。

元気いっぱい笑顔で暮らす！
食生活を豊かに！
健康で毎日を快適に過ごす！

そのために「噛む力＝生きる力」だと、インプラント治療を提案させていただいています。インプラントの最大の利点は、まさに「しっかり噛める＝噛む機能」の保全と言えるでしょう。

数ある歯科治療の中で、最も噛む力の回復が見込めるのは「第2の永久歯」と言われているインプラントだけです。

厚生労働省の国民生活基礎調査では、3年に1回、国民の健康に関連する事項について調査をしています。平成28年（2016年）の

▶有訴訟者のうち「噛みにくい」と回答した人の状況

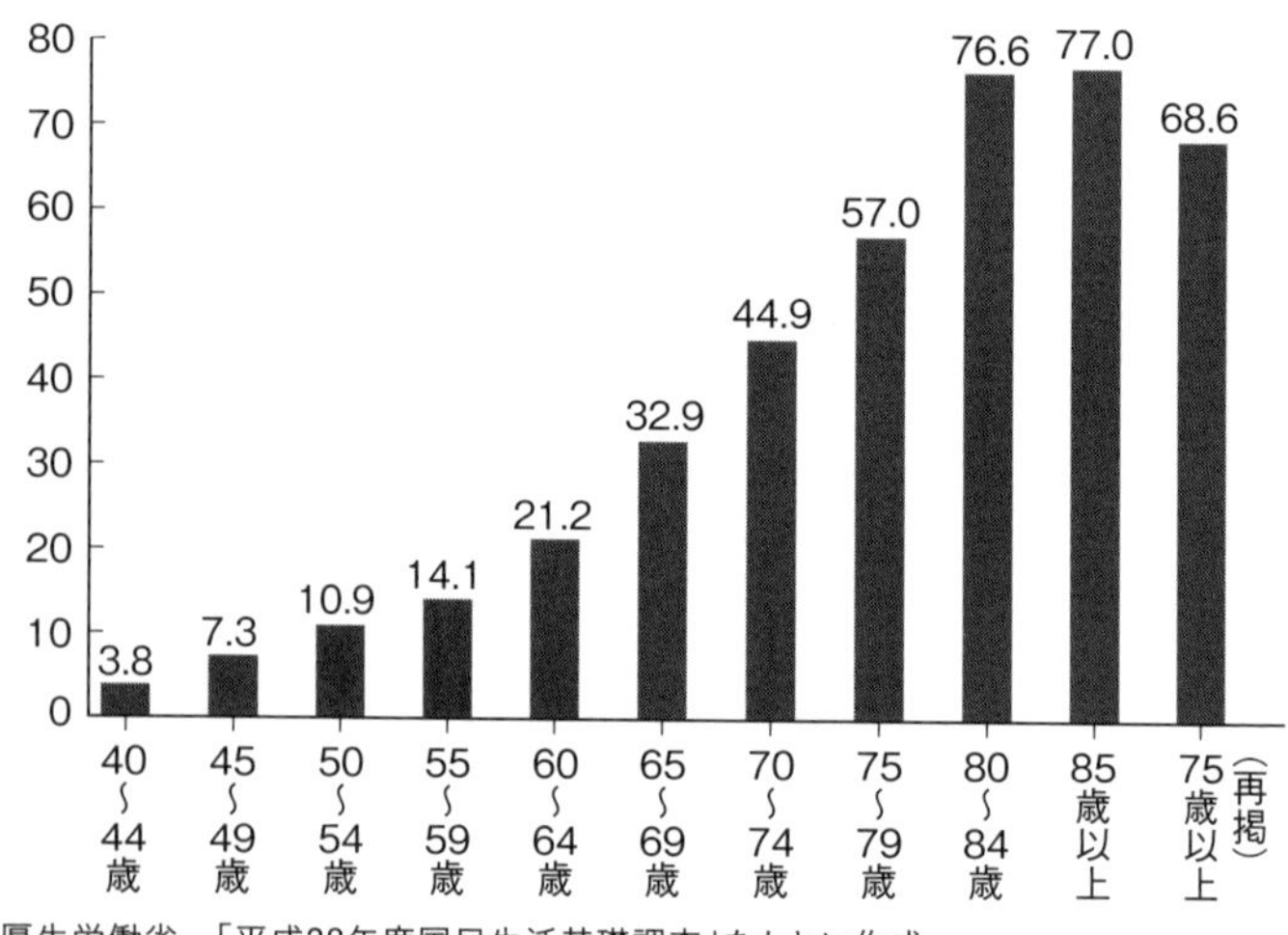

厚生労働省　「平成28年度国民生活基礎調査」をもとに作成

調査によると「噛みにくい」と感じる人は高齢になるほど増えて、75歳以上では約69％にも上ります。50代前半では約11％ですから、20年の経過で「噛む」ことに不満を持つ人が約6倍にも増えるのです。75歳以上で噛みにくい方が増え、さらに高齢者になると食事が満足にできなくなるリスクが高まります。

この調査結果は「噛む」ことのニーズを改めて知るきっかけとなりました。

インプラントを入れることで、健康で長生きするための「噛む力＝生きる力」を取り戻してほしい。

高齢になって心身の機能や活力が衰え、虚弱になった状態のことを「フレイル」と言います。フレイルを予防するためには「身体活動」「社会参加」「栄養」がとても大事になってきます。

歯科の分野での「栄養摂取」とは、バランスよく食べることだけではありません。「噛む力」や「飲み込む力」などの口腔機能を維持することがとても重要になります。

口腔機能が低下すると、食べ物をおいしく食べることができなくなります。高齢者にとって口腔機能の低下を防ぐことは、とても重要なことなのです。

　また、口腔機能と高齢者の健康について、さまざまな解析が行われていますが、歯の喪失を防ぐこと、そして歯が少ない人では歯科補綴物（詰め物や被せ物など）を使うことで、幸福感を上げるということが、２０１６年調査の横断研究による17万８０９０人の高齢者の解析結果で示唆されました。

　咀嚼回数が低下すると、顎骨や噛むための筋肉（咀嚼筋）だけでなく、脳の発達にも悪影響があることや、ｆＭＲＩによる脳活動の解析を行い、脳の各領域における脳活動の強さと噛む力の相関関係の研究、咀嚼に伴う脳血流増加の神経メカニズムの解明研究などは従来から知られています。

　しかし、「歯」と「自己評価による幸福感」との関連、「歯科補綴物の利用」と「自己評

▶歯の本数と歯科補綴物の利用と自己評価による幸福感の関係

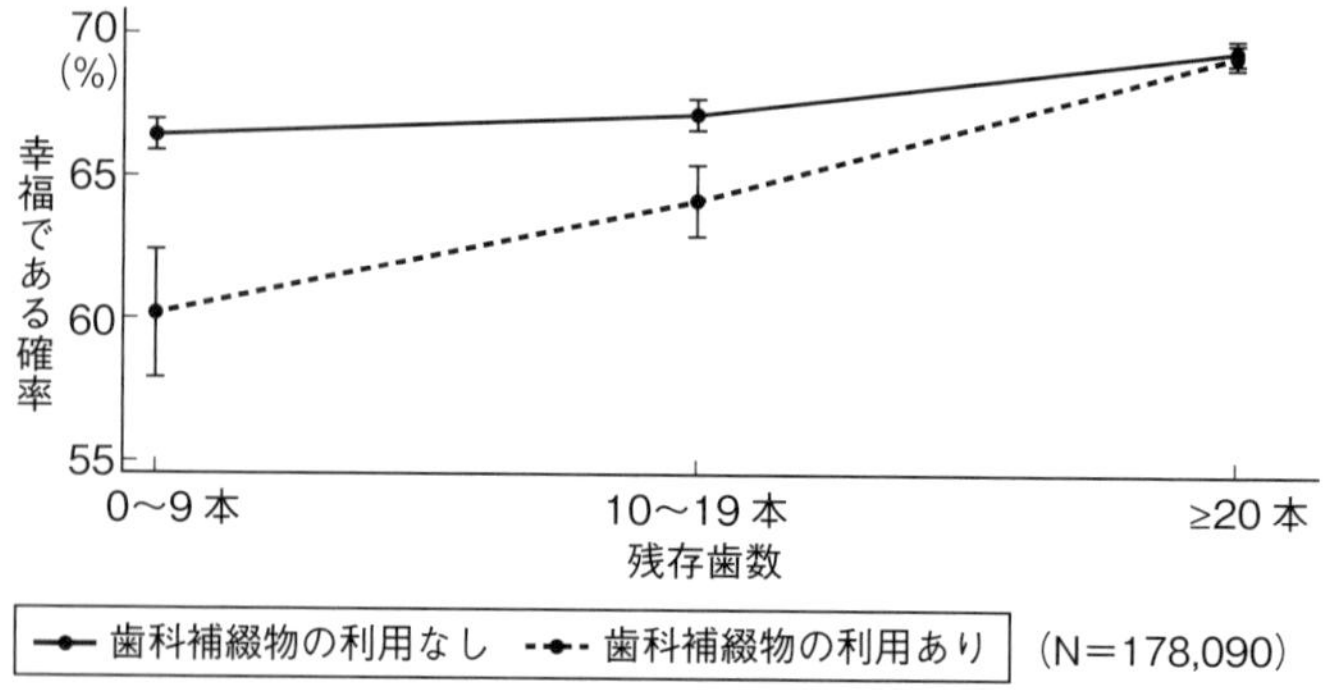

年齢、性別、配偶者の有無、教育歴、自己評価による健康状態、自己評価による経済状態
うつ病症状の有無を調整済み
Abbas H, Aida J, Kondo K, Osaka K. Association among the number of teeth, dental prosthesis use, and subjective happiness: A cross-sectional study from the Japan Gerontolosical Evaluation study (JAGES). J Prosthet Dent. 2022 Apr 19:S0022-3913 (22) 00139-1. doi: 10.1016/j.prosdent.2022.02.014. Epub ahead of print. PMID: 35459542.

価による幸福感」との関連についての調査研究は今までありませんでした。

また、咀嚼機能が低いと、将来的な循環器病発症のリスクとなる可能性があり、咀嚼機能低下を予防することが、動脈硬化性疾患を予防する新たな戦略になることを示唆した研究も画期的でした。

個人にとって、「私は健康だ」という幸福感覚は、心と体から産まれます。「主観的健康感」を歯科医学との関連において追求する試みは、今後ますます重要になるでしょう。患者の心と体の幸福感を終生サポートするためにも、「かかりつけ歯科医の役割」は、今後ますます超高齢社会における「生き続ける希望の光の一助」となることでしょう。


「自分の歯を失っても、インプラントを入れることで健康寿命は伸びる！」

「噛む力」を失うと、次のようなことが起こります。

・噛めないために食生活が偏り、食欲も落ちる
・孤食が増えることで食事が簡素化し、欠食する
・食生活が偏り、栄養バランス、心のバランスが崩れる

「栄養」がしっかり摂れることで「身体活動」も維持されます。身体が自由にならなければ、自宅に引きこもり、「社会参加」もままならなくなります。

残っている歯が多いこと、噛む力が残っていることが高齢者の健康を保ち、要介護になるリスクを下げ、自立した生活を送ることにつながります。

口腔機能が低下することを「オーラルフレイル」と言いますが、この状態になると、低栄養やサルコペニア（筋力低下）の発生率が2倍以上になると言われます。噛む力の衰えは、全身の機能が低下してくサインとも言えるでしょう。

噛む力を回復させることが、健康寿命を伸ばすことに影響することはおわかりいただけたでしょうか？

失った歯の代わりに「第2の永久歯」であるインプラントを入れることで、今後、高齢になったときに要介護の予防につながっていきます。また、口腔機能を回復することは、今後のご自身の人生を明るくし、未来に大きく貢献します。

「インプラントはお金がかかる」「治療期間が長い」「痛い、腫れる、怖い」などと、金額や手術への不安だけを見ると、インプラント治療は、とてもハードルが高いもののように感じてしまいます。ただ単に、「入れ歯の代わり」としてインプラントを考えるなら、ただの高額商品だと理解されているかもしれません。

「インプラント治療を受けること」を、デパートで高級バックを購入するかのごとく考える方も多いのではないのでしょうか？　「必要性が低く、なくても困らないもの、贅沢品」だと。それでは、「インプラント治療が浪費だ」と勘違いすることになってしまいます。

インプラント治療を受けることで「噛む力」を回復し、豊かな食生活も取り戻す。結果として、健幸長寿を手に入れることができるでしょう。

そう、インプラント治療を受けることで、「人生は開かれ、より素晴らしいものとなる」と考えてほしいものです。

現代のインプラント治療は、「未来の自分への健口投資」と考えるのは、どうでしょうか？　認知症、転倒防止、脳心疾患など予防につながり「健康長寿」がリターンとして、得られることをお伝えします。

「噛む力」を諦めないでいただきたい。そして、第二の人生を謳歌していただきたいと切に願っています。


ハートフル総合歯科グループ 理事長　下田孝義

2023年8月

目次

PART 2 インプラント治療を受ける前に知っておきたいこと

PART 3 インプラント治療の流れ

PART 4 インプラントの治療方法について詳しく知りたい

PART 5

インプラントの手術についてもっと知りたい

PART 6 インプラントの手術後について教えてほしい

PART 7 インプラント治療の理解が深まる8つの症例

PART 1

インプラント治療って何?

1 インプラント治療とはどういったものですか？

人工の歯根（歯の根）を骨に埋め込んで、その上に人工の歯を取り付けることで、入れ歯よりも天然歯に近い噛み心地を取り戻す治療法です。むし歯や歯周病、根管治療、歯根破折、交通事故、外傷などで失った歯の機能を回復します。

従来の入れ歯と異なる点は、骨にボルトを使うことです。ボルトが骨にしっかりと結合し、根っこから回復するので、噛む力や耐久性、見た目、舌や頬粘膜（きょうねんまく・頬の内側の粘膜のこと）などの感覚も天然歯に近くなります。

そのため、インプラントは「乳歯・永久歯」に次ぐ「第2の永久歯」と言われ、永久歯の80％程度の審美的・機能的な回復ができるとされています。

インプラントは、順調に経過すれば10年単位で長持ちするほか、残っている他の天然歯にかかる咬合の力の負担を少なくできるという大きな利点があります。さらに天然歯に近い噛み心地を取り戻せます。

インプラント歯は、入れ歯よりも噛み合わせや顎や舌の運動の邪魔をしないので、安定して食事をすることが可能で、話したり笑ったりするなど昔のような生活が可能になります。ブリッジと比較しても、総合的に見て圧倒的にコストパフォーマンスが優れていると言われています。

2 インプラントの構造はどのようなものですか？

インプラントは、大きく分けるとインプラント体（ボルト）、歯に代わる補綴物（セラミック）に分類されます。

インプラント体は、直接顎の骨に埋め込み、根っこの役割をします。材質はチタンです。太さは3～6㎜、長さは5～16㎜と、顎骨の大きさに合わせて使い分けています。世界最小太さ4㎜×長さ5㎜のものも使用します。小豆大といったところです。小柄な日本人にとって、小さいインプラントには助けられることが多いと言えるでしょう。骨の厚みや奥行き、前歯や奥歯などの部位によって、太さや長さは使い分けをしていきます。

10年前と違ってインプラントも大きく進化しました。世界に目を向け、広く視野を持つことで、次のような最新のインプラント治療を実現できていると自負しています。

(1) インプラント治療器具、低侵襲性手術術式の発達
↓腫れや痛みの少ないインプラント治療
(2) ショートインプラントの導入
↓適応症例の拡大
(3) 造骨技術の進化
↓再生療法、理学療法、コラーゲン骨の登場

3 お口の中に金属(異物)を入れたら、何か影響はありますか?

インプラントに用いるチタンは骨と結合する素材で、腐食や拒絶反応・アレルギー反応がほとんど起こりません。安全なインプラントに必要な条件は次の4つです。

・為害作用がない(身体に害を及ぼさない)
・アレルギーを起こさない

・長期間噛む力に耐えられる耐久性がある
・骨と結合する

安全で確実に施術するために、過去には多くの素材が試されました。最古のインプラントは、1931年、南米で考古学的に発掘されたマヤ族20歳女性の下顎の前歯で、前歯が抜けた後に、二枚貝の貝殻で精巧に細工した人工の歯が埋め込まれていました。91年前ということになります。

現在のインプラントは、1952年にスウェーデンのブローネマルク博士が「オッセオインテグレーション（骨とチタンの結合）」を発見したことに端を発します。

その後、チタンが生体に害を及ぼさないことがわかり、現在のインプラントが始まりました。ブローネマルクインプラントの誕生です。

日本では、1985年にブローネマルクインプラント日本法人が設立され、インプラントが始まりました。現在のインプラントには、主にチタンが用いられています。

昨今、ジルコニアインプラントも使用可能になりました。ジルコニアは日本ではまだ薬機法で認可されておらず、歯科医師が個人輸入しています。チタンアレルギーの方には、最良の治療法だと思っています。

4 インプラント治療のメリットと特徴を教えてください

失った歯を補う方法としては、入れ歯、インプラント、ブリッジの3つがあります。まれに、親知らずの移植が適応になる可能性があります。「親知らずが残っている」「歯の場所の骨幅」「深さが適合する」「年齢」「禁煙」などの条件が整っている場合には治療が可能です。

ただし、移植歯は、5年を目標に10年が限界と言われています。

インプラントのほうが安定的に長期間使用できることがわかっています。しかし、親知らずの移植に関しては、一部保険適応が認められているので、費用が安く済むメリットがあり、検討する余地がある治療法と言えます。興味がある方は、歯科医院に相談してください。

多くの場合は、条件が合わず、入れ歯、ブリッジ、インプラントの中から選択していきます。

たとえば、ブリッジは、失った歯が1~2本と比較的少なく、その両側に健康な歯が残っている場合に行われる治療法です。健康な歯を全周削って細くし、失った歯とその隣の歯をつなげた歯を接着するというもの。ブリッジは、自分の歯にしっかりと固定されているので、天然歯のように噛めるのが特徴です。

ただし、失った歯の両隣の歯を削ってしまうこと、噛む力を失った歯の分も隣の歯が負担しなくてはならないことがデメリットです。その負荷を受ける歯は、力がかかって破折したり、歯ブラシが届きにくくなり、むし歯や歯周病になりやすくなります。その結果、支えている歯を抜歯せざるを得なくなることもあり、欠損部はさらに拡大していきます。

一方入れ歯では、複数本の歯を失った場合にはプラスチックの床（ピンク部分）に人工歯をつけて、クラスプという金属で残存歯に固定します。これを部分入れ歯と言います。

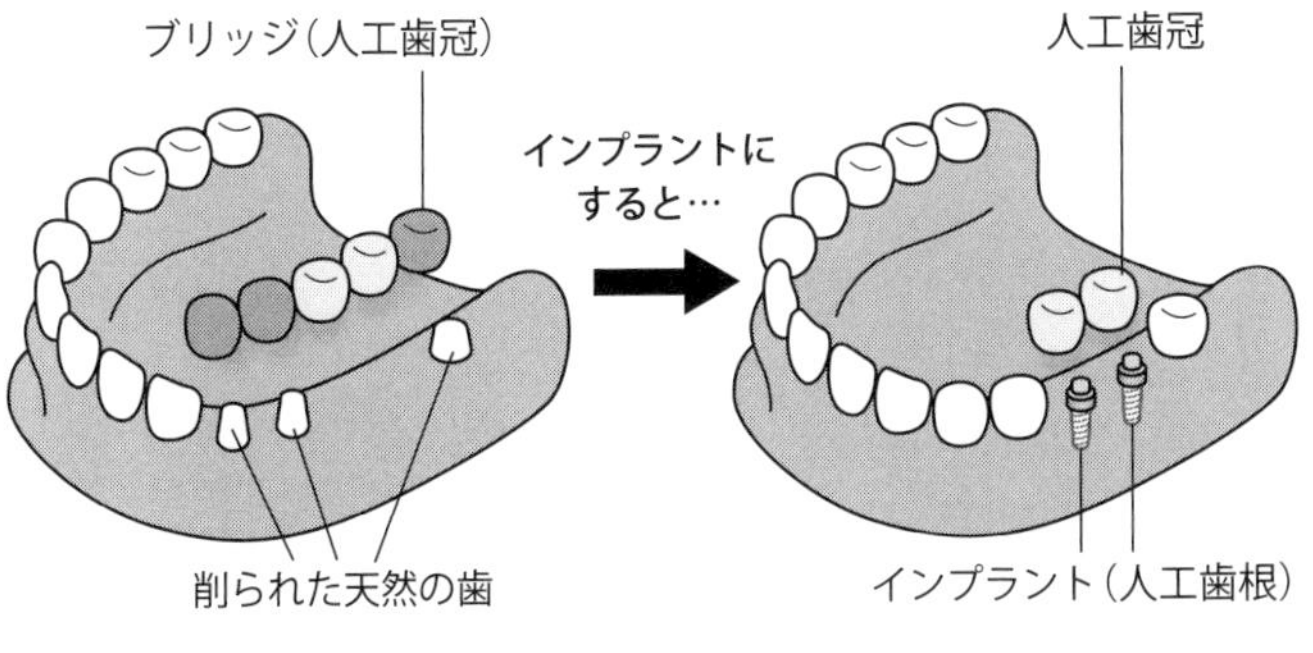

この型のブリッジでは周りの歯を大きく削らなければならない

インプラントでは両隣の歯はそのままで負担もかからない

歯がまったくない場合は、総入れ歯になります。留め金がないために、歯肉にのっかっているだけの状態で噛むことになります。

部分入れ歯も総入れ歯も、歯肉の上にのっかっている状態なので、噛む圧力で沈み込み、噛む力が逃げてしまいます。部分入れ歯なら天然歯よりも40%以下、総入れ歯では、20%以下に噛む力が減少してしまいます。

また、プラスチックの大きな義歯が入るので異物感もあり、クラスプ(留め金)が見えたりして審美的にも問題が残ってしまいます。クラスプが留まる歯は、噛む力で横に揺すられてグラグラし、抜けてしまうこともあります。部分入れ歯から始まり、1本ずつ失って総入れ歯になってしまうケースをよく見かけます。

ブリッジや入れ歯に対して、インプラントには次ページのようなメリットとデメリットがあります。

インプラント治療を考える際には、ご自身の残っている歯の状態や全身の健康状態が重要です。そして、どんな食生活を希望するのかを考え合わせて、歯科医師と相談しながら検討することをおすすめします。

▶治療の種類とメリット・デメリット

治療の種類	メリット	デメリット
インプラント	・人工歯根（インプラント体＝ボルト）が顎の骨に結合するので安定感がある ・異物感が少ない ・健康な歯と同様に噛める ・噛み合わせが回復 ・健康な隣の歯を削らないですむ ・取り外しをしないで良い ・ブリッジと比較して、歯ブラシがしやすく、むし歯や歯周病になりにくい ・発音や発語の問題が少ない ・味覚が劣化しない ・ガムや硬いものなど、食べ物を選ばずに噛める ・（入れ歯と比較して）噛むことで痛みが生じない ・見た目がほとんど天然歯と変わらない（審美性が高い） ・人工歯根が入ることで、顎の骨がやせにくい ・ホームケア・メインテナンスで長期使用可能	・費用がかかる ・外科処置が必要 ・治療完了までに時間がかかる（3ヶ月〜1年間） ・糖尿病、骨粗しょう症、心疾患、脳疾患など、治療が向かない場合がある ・歯科医師の治療技術、治療精度が必要 ・禁煙が必要
ブリッジ	・保険適応内でも対応可能（銀歯） ・「噛む力」が回復 ・噛み合わせが回復	・審美的なセラミックは自費治療 ・しっかりした歯が両側に必要 ・健康な歯を削る必要がある ・噛む力を隣の歯に負担させてしまう
入れ歯	・保険適応内で作成可能	・快適な金属床は自費 ・ぐらつき、床部分の違和感、発音障害、味覚障害が出やすい ・「噛む力」が半減する ・バネが外から見える ・バネをかけた歯が腫れやすい ・長期使用すると の骨がやせてくる ・2〜3年ごとに作り替えや調整が必要

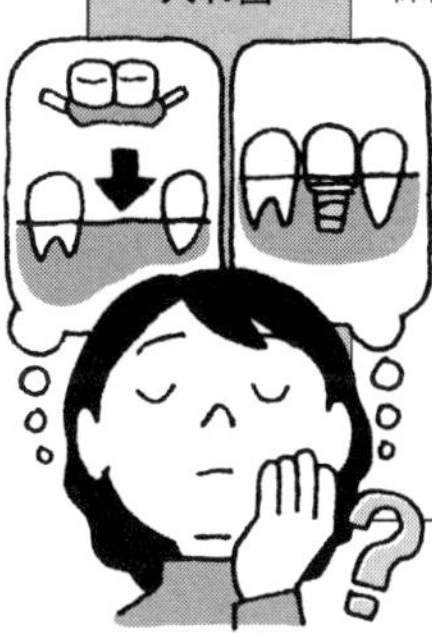

5 インプラントは、どのくらい持ちますか？

インプラントに使用されるチタン（金属）は、体の中で半永久的に使用できる耐久性を持っています。現在のオッセオインテグレーション（骨結合）インプラントは、約70年の歴史があります。

しかし、70年使える保証があるわけではありません。金属疲労とインプラントの被せ物を留めているネジのゆるみで、中ネジが破損することもあります。被せ物のセラミックがすり減ったり、割れたりすることもあります。

また、自宅でのケアを怠り、メインテナンスにも通院しないと、インプラントの周囲に汚れがたまり、インプラント歯周病（＝インプラント周囲炎）にかかって支えている骨が溶けてしまうこともあります。

ただし、定期的にメインテナンスに来ていれば、ネジゆるみ、噛み合わせを確認することができます。口腔内の汚れも除去でき、問題を早期に発見して解決することも可能です。自分でしっかり歯磨き、うがいをして口腔内の細菌感染症を防ぎましょう。初期の感染であれば、治療で治すことが可能です。歯科医師や歯科衛生士のアドバイスをきちんと守り、プラークコントロール（＝正しい歯磨き）ができていれば、長持ちするはずです。

6 インプラントの手術は痛いですか？

「骨に穴を開けるなんて痛そうだし、怖い」などの声を患者さんからよく聞きます。確かに骨に穴を開けることを想像すると、ものすごい痛みが生じるような気がするのは仕方ありません。

実際には、普段の歯科治療以上に麻酔薬の量を使用しています。また、注射した後、術前投薬された痛み止めと抗生剤の効果が出るまでに30分ほどかかるため、受付で待ってもらうようにしています。注射麻酔が十分効いてから手術が始まります。

切開をする前に麻酔が効いているか確認します。痛みがないかを確認する際にも麻酔薬を注入しながら行っています。手術前に万全に麻酔を追加した状態で行います。

インプラント手術は、だいたい30〜60分位かかります。

手術中、器具が落ちたり、何気ない術者の会話が気になったりします。手術中に骨を割る場合には、木槌を使うこともあります。その際には、叩かれる音と振動が頭に伝わります。声かけはしますが、びっくりする方がいらっしゃいます。事前の声かけや直前に「今から叩きます」と配慮をしながら行っています。

痛みや腫れなどがあると麻酔が効きにくくなりますが、インプラント手術は、痛みや腫れなど急性症状のないときに行います。麻酔が効きやすいとお考えください。

抜歯即日埋入手術（その日に抜歯してインプラントを入れる手術方法）の場合は、1週間前から抗生物質を飲んでもらい（術前投薬）、抜歯部位の炎症を抑えて手術当日を迎えてもらいます。すでに抜歯されている場合は、事前投薬はありません。

術野に炎症があると、麻酔薬は効きにくいです。痛みのあるむし歯の治療で、注射麻酔が効かず、痛い思いをした方が多いと思います。炎症部位は、歯肉が酸性になるので麻酔薬の効果が出にくいのです。

その上でむし歯治療と同じ麻酔薬を使います。麻酔の注射は、手術前の口腔内清掃、うがいによる洗浄の際に行い、5分以上、お待ちいただきます。しっかりと、術野に浸潤する時間をもうけます。その上で、さらにオペ開始時に麻酔薬をたして、痛みがないかをチェックします。歯肉に注射した麻酔薬は、ゆっくりと時間をかけて骨内に浸潤します。

手術中の痛みがないように、痛みのコントロールを2段階に分けて行います。手術後に、麻酔薬が切れてきた際に痛みが出ないように、術前に痛み止めを先に飲んでもらいます。1時間程度の手術が終わるころには、血液内に痛み止めが胃から吸収されて充分な濃度に満たされます。

麻酔薬が切れる手術2時間後くらい、痛みが発生しやすいです。その痛みを避けるために、痛み止めの薬で、術後の痛みをコントロールしていきます。

このように痛みのない手術をするため、次のような痛みのない手術をする工夫をしています。

1・事前投薬
2・10分前麻酔注射
3・直前麻酔注射
4・痛み止め薬による術後疼痛を時間でコントロール

痛みが心配な方は、セデーション（静脈内鎮静法）下による手術をおすすめします。セデーションは、麻酔科医が、点滴注射を使い眠らせてくれます。寝ている間に手術を行いますのでほとんど痛みを感じません（157ページ参照）。

※インプラント手術の術前投薬は、抜歯即日埋入手術には欠かせません。薬の効果で炎症の少なくなった骨に、インプラント手術をすると、10％生着率が高くなると言われていて、予後にも左右される問題を含んで

います。

7 インプラント治療は入院しないといけませんか？

インプラント手術は、歯を抜くときと同じように局所麻酔下で行われます。入院の必要もありませんので、手術後も少し休めば帰宅できます。

手術後の腫れや痛みは、個人差があります。

まったく痛みや腫れがない方もいれば、腫れが出る方もいます。腫れそうな場合は、強めの腫れ止めの薬と腫れ止めのテープをお顔に貼ります。一般的に、腫れや痛みは1週間から10日程度で治ります。

8 インプラント治療が適している患者さんはどんな人ですか？

インプラントは、歯を失っているほとんどの症例が適応となります。1本ない方から、複数本、全部ない方まで多くの方でインプラント治療が可能ですが、特に次のような方におすすめしています。

・咀嚼障害・審美障害を改善したい

歯がなければ、食事ができず、話もしにくくなります。笑うことも不自由になります。機能障害から回復するためにインプラントを使用します。

・隣の歯を削ってまでブリッジを入れたくない

ブリッジは、隣の健康な歯を削らなければなりません。場合によっては、神経を取ることもあります。歯のない部分の噛む力を負担する上に、歯ブラシがしにくくなります。むし歯や歯周病になりやすいデメリットもあります。

ブリッジにすることで、抜歯に近づいていくと言わざるを得ません。歯根が割れたり、むし歯が進行して抜歯になってしまうことも多くあります。

しかし、保険内で製作可能な場合もあり、比較的安価で治療可能になります。

・永久歯が生えてこない

先天性欠損と言い、生まれつき、永久歯が生えてこない方がいます。通常は、6歳から12歳にかけて乳歯から永久歯に生えかわります。しかし、時に永久歯が生えない場合があり、乳歯を大人になっても使わなければならない状態になります。しかし、乳歯は、根っこも短く、生涯使えるような構造になっていません。

そこで、乳歯が使えなくなった後にインプラントを埋入します。埋入手術は、成長の止まった18歳以上の方を目安に行います。永久歯の先天性欠損は、下顎小臼歯、上顎側切歯、下顎前歯に時々見られます。珍しいことではありません。

・入れ歯がどうしても合わない

嘔吐反射で、入れ歯を入れると「おえっ」となってしまう方、顎の骨が吸収し、入れ歯が不安定になって噛むことがむずかしい方には、インプラントを利用した入れ歯やブリッジをおすすめしています。

歯肉の上にのっかっているだけの不安定な入れ歯と比較すると、インプラントは骨に下支えさせることで安定し、しっかりと噛むことが可能になります。

骨が痩せてしまったという方には、CT撮影をして診断することにより骨のあるところを狙ってインプラントを埋入したり、造骨することも可能になりました。過去にインプラントが無理だと言われた方でも、歯科医療技術が進んだことによってインプラント手術ができる可能性もあります。もう一度、セカンドオピニオンで相談してみることをおすすめします。

・審美性の障害を改善したい

入れ歯は金属のバネ（ワイヤー）が見えてしまいます。ブリッジは歯がつながっているので、審美性に問題が起こります。インプラントは、それらの問題を解決してくれます。

・食生活を改善したい

入れ歯は、大きなプラスチックで歯肉を覆います。そして、歯肉の上に被さっていいます。ふわふわと浮いている状態なので、噛み心地（＝食感）を失います。

また、上顎をプラスチックで覆うことで温度感覚を奪います。総合的な味覚障害が生じます。決して舌がおかしくなったわけではありません。

味覚は、香り、見た目、食感、温度感、わかりやすい味の総合的な評価で味わうものです。いつもと同じ味でも、おいしく感じなくなります。

・幸せな人生を送りたい

インプラントにすると金属のバネがなくなり、入れ歯の取り外しがなくなり、ピンクのプラスチック部分もなくなり、より自然な形に仕上がります。もちろん、食事の都度、脱着する必要もありません。口元に自信がよみがえり、会話や食事が楽しめます。

インプラント治療をした方々からは「今まで食べられなかったおしんこをバリバリ、お寿司を大きな口を開けてガブリと食べられます」「今まで誘われても遠慮していた外食にも積極的に参加できるようになりました」「年齢は買えないが、歯だけは若返った」と大いに感謝されました。

～インプラントを検討されている方へのメッセージ～

健康でない＝身体の調子が悪いまま放置しておくことは、まちがいなく日常生活に悪影響があります。風邪を引いても、熱があっても、花粉症であっても同様です。

身体に不具合があると、気持ちや脳の意識が削がれることになり、集中力が下がってしまいます。目の前の出来事に全集中できなければ、仕事や勉強、趣味などの日常生活でのパフォーマンスを維持することもむずかしくなります。精神的に不安定な状態にも陥ってしまいます。

仕事、趣味に全力で打ち込み、人生を大いに楽しむためにも「健口」を保ち、身体的・

精神的に良好な状態を維持管理することが重要だと考えています。

食事、旅行などを友人や家族との時間を満喫したければ、「健口」は不可欠です。長生きするために「健口」が大切だと言っているのではありません。「健康≒健口」でいたからといっても、不慮の事故や病気で突然死んでしまう可能性はいくらでもあります。

誤解してほしくないのは、健康を心掛ける、「健口」を保つのは、あくまで「今」を十分に楽しむためなのです。私たちは「今」を生きているからです。

よく噛んで・おいしく食べることこそ、健康寿命を伸ばし、楽しく幸せな人生を謳歌する近道だと考えています。

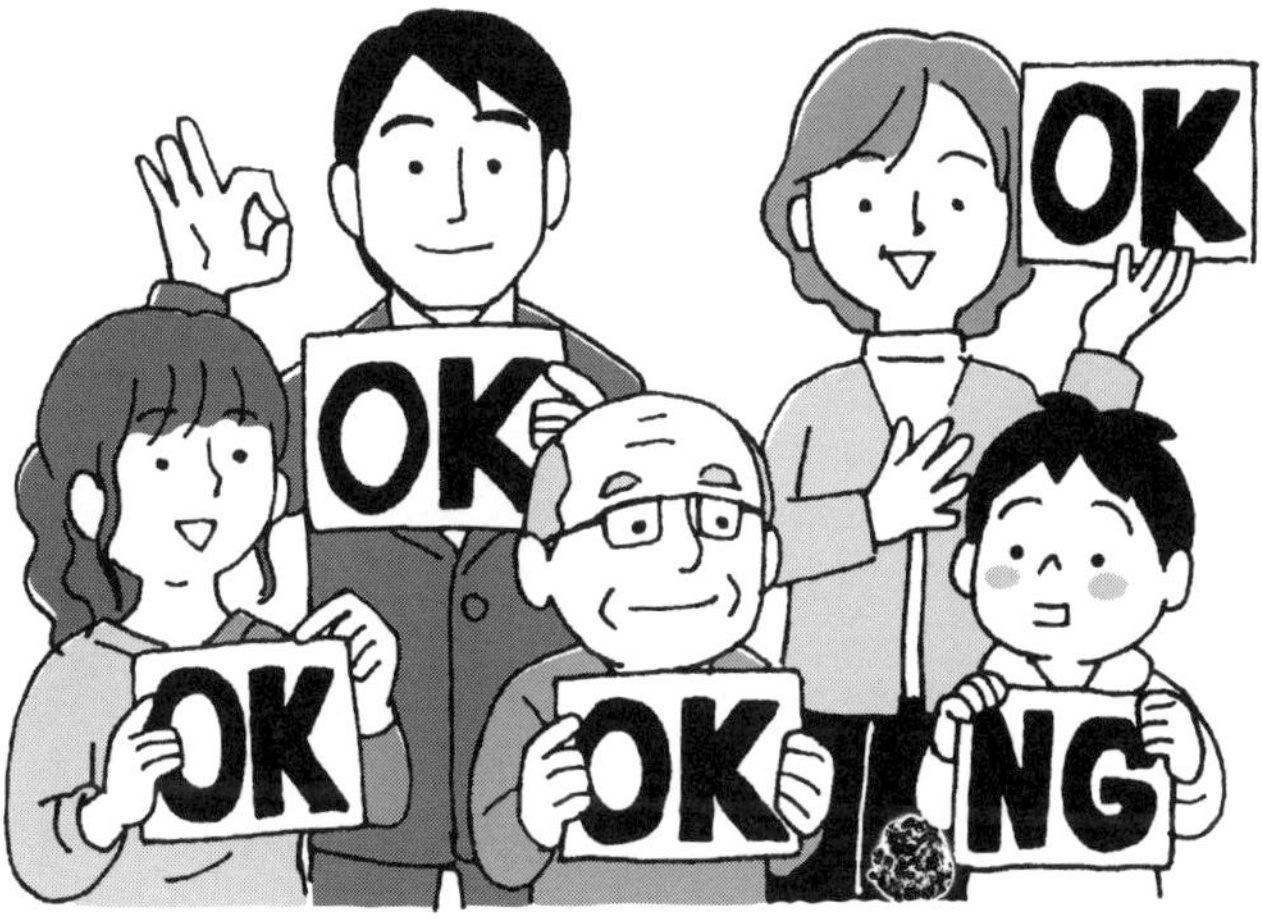

9 インプラント治療ができない人もいますか？

インプラント治療は「歯を失っている」「抜歯しなければならない状態になってしまったが、これ以上歯を失いたくない」「生涯にわたって自分の歯でおいしく食事がしたい」という前向きに人生を考えている人が対象です。

インプラントの歯は、天然歯よりも歯周病になりやすいことを理解し、自宅での歯磨き、フロス、歯間ブラシなどしっかり行い、定期的にメインテナンスに通える人に向いています。

インプラント治療は、成長の止まる18歳くらいから受けられます。そして、健康状態に問題がなければ顎の条件にもよりますが、上限はありません。

僕自身の経験で、88歳のおじいちゃんが治療を受けられ、治療後には「歯だけは、20代に若返った！」と喜んでもらえたことがありました。年齢や性別でインプラント治療が受けられないということは、あまりないと思っているので、インプラント治療を前向きにおすすめしています。

しかし、健康状態や持病によってインプラント治療を受けられない場合もあります。以下の病気を患っている方は注意が必要です。

・糖尿病

糖尿病の方は、免疫力、細菌に対する抵抗力が低下しているため、傷の治りが悪くなったり、術後感染のリスクが高くなることが予想されます。規定の数値を下回る場合にインプラント治療が適用されます。

・歯周病

歯周病が残った歯にインプラントすると、細菌がインプラントに感染するおそれがあります。インプラント治療の前には、歯周病の治療をしっかり行うようにしてください。

・高血圧

降圧剤で管理されていれば、問題はありま

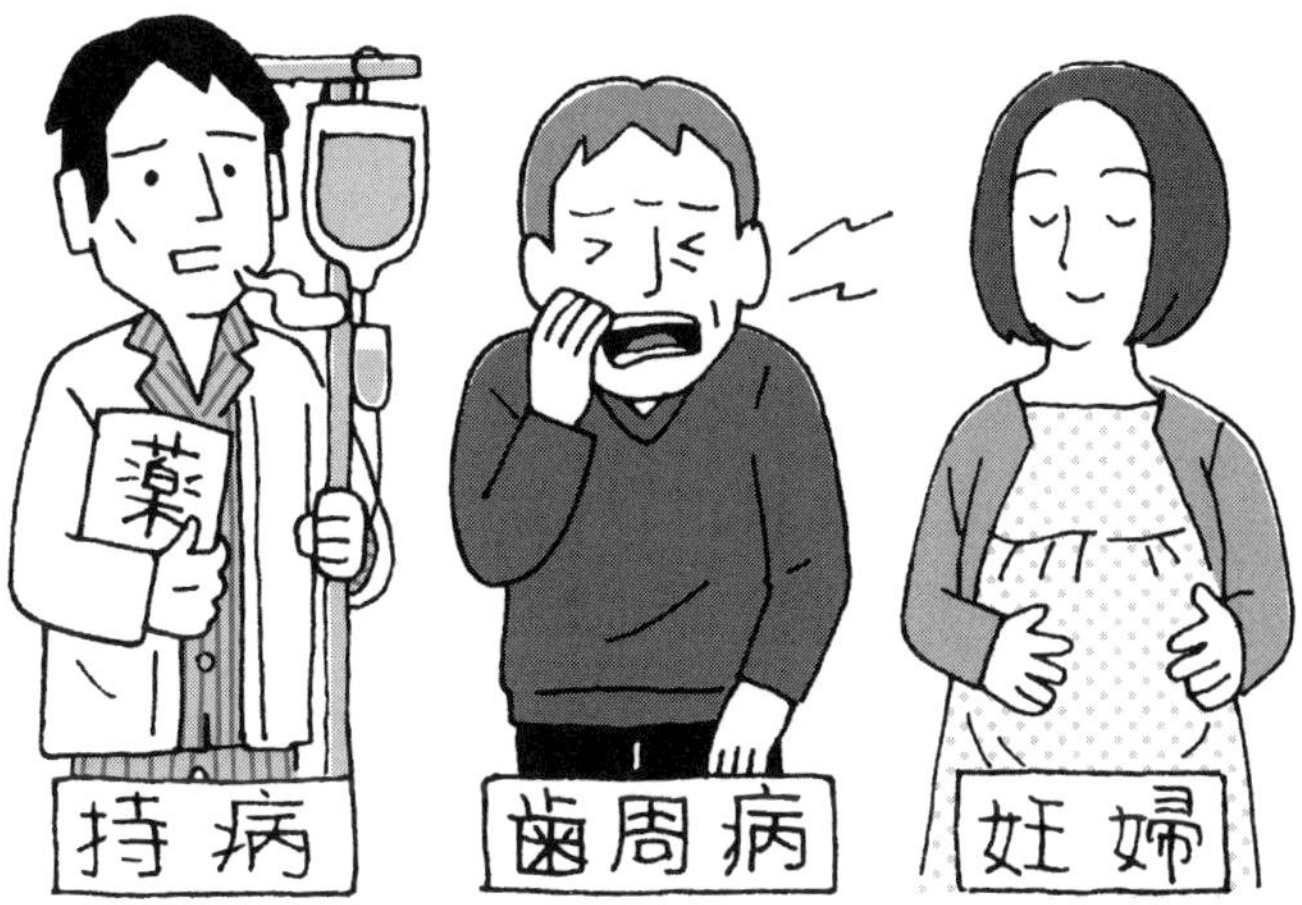

せん。血圧が高いと、出血により手術が困難になったり、術後出血などが起こる可能性があります。麻酔科医によるコントロール下で手術することもあります。

・循環器系の疾患

心筋梗塞・脳梗塞・狭心症の発作を起こしている方は、6カ月以上経過していて、再発のリスクがないことがインプラント治療の条件となります。6カ月以上経過していても、不整脈、狭心症、弁膜症があると発作を誘発するリスクが高いため、内科の主治医と連携し、麻酔科医によるコントロール下で手術を行います。

・骨粗鬆症

ビスホスホネート製剤服用の方は、注意が必要です。骨密度が低く、骨質が劣化した場合、埋入したインプラントが骨と結合しないこともあります。

病状が進んでいる方、ビスホスホネート製剤を長期に服用、注射されている方は、休薬することでインプラント治療が可能になる場合もあります。内科の主治医と連携し、確認した上で手術ができるか判断します。骨量が少ないからといって、絶対にできないわけではありません。まずは、歯科医師に相談してみてください。

・肝臓病、腎臓病、人工透析

肝臓病の方で免疫力が下がっている場合、傷が治りにくく、術後感染を引き起こす場合があります。

慢性腎不全の方は、高血圧や鬱血性心不全などの合併症を起こしやすく、埋入したインプラントが骨と結合しにくい場合もあります。

人工透析の方は、インプラントを控えたほうがよいかもしれません。

・甲状腺

特に甲状腺機能亢進症は、新陳代謝が極度に活性化した状態です。そのために骨代謝の亢進や血糖値の上昇など、インプラントの骨との結合に不利な状況になりやすいので、内科の医師との連携が必要です。

・喘息発作

喘息治療を優先して行うように指導します。発作の少ない時期、お薬でのコントロールを待ってインプラント治療に入ります。

・喫煙、アルコール依存症、精神疾患

喫煙は、特に問題です。手術後の感染、インプラントと骨との定着に問題が生じる場合があります。アルコール依存症・精神疾患の場合は、ご家族の方とよく相談した上で行うようにしています。

・妊娠中、妊娠を考えている方

抗生剤の服用、レントゲンが必要になりますので、歯科医師に相談してください。

10 インプラントに向いていない人はどんな人ですか？

歯が入った後は、ホームケアが重要です。指導された歯ブラシの仕方、フロス、うがいなどを習慣化せずに生活していたり、定期検診やメインテナンスを受けないとトラブルが発生し、インプラント治療を受けた意味がなくなってしまう可能性があります。第2の永久歯として高額で購入した代用歯ですから、大事に使ってほしいと思います。ホームケア、歯科衛生士による定期的なプロケア、歯科医師によるチェックアップ（レントゲンなど）を継続的に受けられない方は、インプラントに向いていないかもしれません。

11 薬を服用していますが、インプラント治療に問題はありませんか？

どんなお薬をいつから服用しているのか、歯科医師にお伝えください。お薬手帳が重要です。必ず提示しましょう。

超高齢社会の現在、薬を服用していない患者さんは非常に少ないのが現状です。年齢がある程度いっている方には、服用薬はあるものと歯科医師は考えます。事故やトラブルを防ぐため、必ず申告をお願いします。

たまにしか飲まないからとか、言いにくいから……などとおっしゃる方もいますが、安全な手術を行う上で必要な情報なので、きち

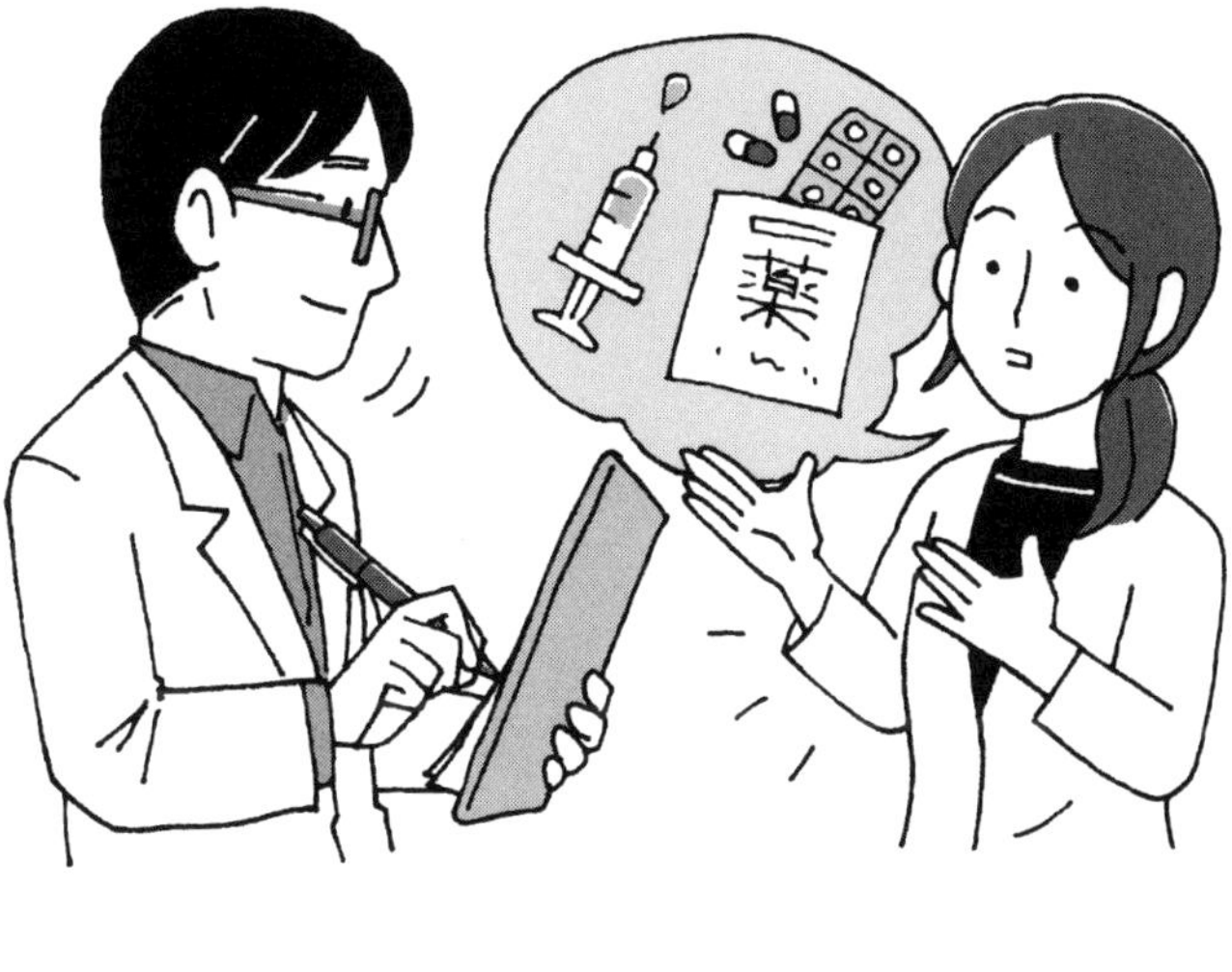

んと伝えてください。

特に問題となるのは、抜歯や歯周外科治療、インプラント手術などの出血を伴う外科処置に関わる薬です。「抗凝固剤・抗止血剤」と呼ばれるものは、要注意です。

これらは血液をサラサラにして、血が固まりにくくするお薬です。心筋梗塞、脳梗塞が発症した際に、血管内で血液が固まり、血栓ができることで血流が止まってしまうことを回避してくれるお薬です。

血が固まりにくいということは、外科処置の際にも血が止まりにくいことを意味します。手術後に血が止まらない状態になりかねません。

インプラント治療や抜歯など出血を伴う治療の際には、これらの薬を中断したほうがよいのか、内科の医師と対診しながら検討します。必ず、ご相談ください。

抗凝固薬はワーファリン、抗血小板薬はバイアスピリンが有名です。他にも問題になるお薬はあります。ご注意ください。

12 インプラント治療のベストなタイミングはいつですか?

歯が抜けた状態をほったらかしにしておくと、歯肉や顎骨が痩せていきます。歯が移動して歯並びや噛み合わせが悪くなります。

そこで、インプラントを希望するのであれば、抜歯と同時、もしくは抜歯後2カ月くらいに行うのがベストだと言われています。他院で抜歯したとしても同様です。

歯のないまま何年も経過したり、入れ歯で生活をすると骨の状態は、だんだん悪くなっていきます。インプラントのタイミングは重要です。

手術自体ができないことはないですが、骨造成などの手術も加わり、複雑で難易度が上がってしまいます。費用も時間もかかることになるので、歯を抜くことが理解できたら、インプラント治療を一度検討してみることをおすすめします。

お子様がスポーツや事故で歯を失ったり、永久歯が生えてこなかった場合などもインプラントを検討しましょう。その場合は、歯や顎の骨の成長を待ってから治療を始めることになります。

高校生がスポーツや自転車の外傷で歯を失うことがあります。その場合は、18歳まで入れ歯で過ごしてもらうしかありません。18歳以上で高校を卒業する年ごろになればインプラントが可能だと思います。成長期を終えた18歳以上の方が、歯のない状態を放置することはおすすめしません。

高齢の方の場合は、高血圧や糖尿病などの病気を持っている方が多く、脳梗塞や心疾患などの合併症が出てしまうとインプラント治療がむずかしくなってしまいます。

入れ歯のままで生活をすると、骨への直接の刺激がなくなり、毎年0・5㎜ずつ骨の高さが減っていきます。骨が減っていくと、入れ歯が不安定になり噛みにくくなっていきます。

インプラント治療は日々進んでいます。歯肉や骨の状態に合わせての治療計画が可能です。インプラントにしたいと思ったときが、インプラントをするベストなタイミングといえるでしょう。

年齢よりも患者さんの体力、合併症の有無など、インプラント手術を受けるための条件が揃っているかどうかが問われます。また、インプラント治療は、高額な保険外診療、自費治療になります。高額な上に期間もかかります。そういった条件を考慮して検討していただきたいと思います。

80歳を超えてインプラントを行い、喜ばれたこともあります。元気で前向きな人生を考えられるうちは、いつでもインプラントを行うチャンスだと思います。

食べられる喜び、人と触れ合う楽しみ、幸せは「健口」から生まれてきます。

13 抜けている歯の数だけ、インプラントを入れないといけませんか？

失った歯が1～2本でしたら、抜けた分だけの歯が必要です。しかし、3本以上の場合は、インプラントを減らしてブリッジタイプで歯を作ることもできます。インプラントの本数が増えると、増えた分だけ費用がかかってしまいます。顎の骨に何本インプラントを埋めるかは、外科的な侵襲と費用面、長期予知性を考えて治療計画を立てます。

骨がない部位には、インプラントを埋入手術することがむずかしくなります。その場合には、無理にインプラントを入れないことで治療計画の実現性を高め、アクシデントを防止します。

過去に病気で骨を切除された場合、歯周病で骨が溶け切ってしまっている場合、上顎洞骨内に壁や血管などの障害物がある場合は、手術リスクを考えてその部位へのインプラント手術は回避します。

患者さんの経済的な理由を優先し、本来必要な本数を減らして治療を行った場合には、治療後に咬合力に負けてインプラントがグラグラしてくるなどの問題が発生する可能性があります。すべては、歯科医師の診断力にかかっています。

その点を踏まえた上で、歯が複数本ない方へのインプラント治療の際には、多めのインプラントの場合とギリギリの本数のインプラントの場合とで2パターンを考え、比較しながら治療計画を立てることもあります。

したがって「必ずしも抜けた分だけインプラントが必要とはならない」が答えになります。具体的な治療例を紹介しましょう。

・1本ない場合

歯を1本失った場合には、インプラントを1本入れるのが最適解だと思っています。両隣の歯を削ることがなく、咬合力の無理な負担も受けません。噛み合わせ全体のバランスの保持ができます。歯ブラシしやすい形になります。この方法なら見た目も問題なく、発音や食事なども十分回復します。感覚的には、自分の歯の80%以上が復元します。

・3本ない場合

3本の歯がない場合は、3本インプラントをする場合と、端っこ2本にインプラントを入れて3本の歯がついたブリッジにする方法があります。奥歯3本がない場合などは、一番奥の第2大臼歯には歯を作らないという選択肢もあります。
費用面と骨の状態で検討していきます。

・多数歯がない場合

多数の歯がない場合は、入れ歯を使ってもらいます。入れ歯になると咀嚼効率が一気に下がるため、食事の満足度が急激に下がります。もちろん噛み合わせ、取り外しのわずらわしさ、異物感、バネが見える、話しづらい、噛むと痛い、など不満を持つ方がいます。入れ歯が不自由な方には、解決策としてインプラントブリッジ、インプラント義歯などをおすすめしています。

対合歯と足りない歯の本数を加味して複数本のインプラントを手術し、固定式のブリッジを装着してもらいます。骨に固定されるためにしっかりと噛めます。バネが見えず審美的です。食べたり、話したり、笑ったり、歌ったりと、快適な日常生活を取り戻すことが可能です。

すべての歯がない、総義歯の方も4本のインプラントで安定した噛み合わせを取り戻せます。若かりしころのように「噛む力」は回復します。

インプラントにすることをきっかけに明るく、陽気な笑顔を見せてくれるようになり、メイクや洋服まで変わっていく方を見かけます。人生が開けたんだと思います。

食事に行っても、食べやすそうな物を食べていた時代から「好きなものを好きなだけ食べられるようになった」とうれしそうに話してくれる人もいます。

食がもたらす人生の喜び、楽しさ、高揚感。そうした感情を忘れてしまった方には、ぜひ取り戻してほしいと思います。健康でいるためには、バランスの取れた食事をよく噛んで食べることが大切です。噛むことで消化吸収を助けることになります。

インプラント治療は、健全な食生活と全身の健康を維持するために最適な治療手段だと確信し、年齢を問わず、みなさんにおすすめしています。

インプラントは、やりたいと思ったときがやるときです。

早いも遅いもありません。人生にとって、今日が一番若い日だからです。

14 以前に歯を抜いてそのままにしていたところに、インプラントをすることは可能ですか？

歯が抜けて長い時間が経過すると、歯槽骨が吸収し顎が痩せてしまいます。その場合には、インプラント治療に支障が出る可能性があります。

その際の手術方法として、歯肉が薄ければ歯肉移植をします。骨が痩せていれば、骨移植や骨再生療法などの技術で骨量を改善し、インプラント治療を可能にします。

昔と異なり、人工骨、自家骨だけではありません。自己血液由来の成長因子を活用し、血液を遠心分離機にかけて抽出する再生医療があります。骨再生を促進する超音波発生装置による理学療法などの最新の医療によって骨はよみがえります。溶けてしまった骨や歯肉を移植することで盛り上げ（造骨）させて自然なふくらみ、審美的な仕上がりが可能になりました（133ページ参照）。

従来の方法と比較して、インプラント治療では機能的・審美的な仕上がりが可能になっています。多くの患者さんに噛める喜びを取り戻すことができるようになりました。

15 歯並びや噛み合わせが悪いのですが、インプラント治療は可能でしょうか？

もともとの歯並びや噛み合わせが悪い場合、インプラントを入れた後の調整がうまくいかない場合もあります。せっかくインプラント治療をしても噛み合わせが悪いままだと噛めるようになりません。もともとの噛み合わせが原因で、結局うまく噛めるようにならず、また噛めないことで周りの健康な歯にも支障が出ることがあります。

そのため、インプラント治療を始める前に歯型模型を利用して噛み合わせの検査を詳しく行い、インプラント治療後の全体的な噛み合わせのゴールがうまく安定するかを事前に検討します。噛み合わせ治療の中にインプラントが入ってくることもあります。

歯並びが悪い場合には、インプラント治療だけでなく、矯正治療をおすすめすることもあります。先に矯正治療をして最後にインプラントをする場合やその逆もあります。

矯正とインプラントを両方行うことで、理想的な噛み合わせになることもあります。

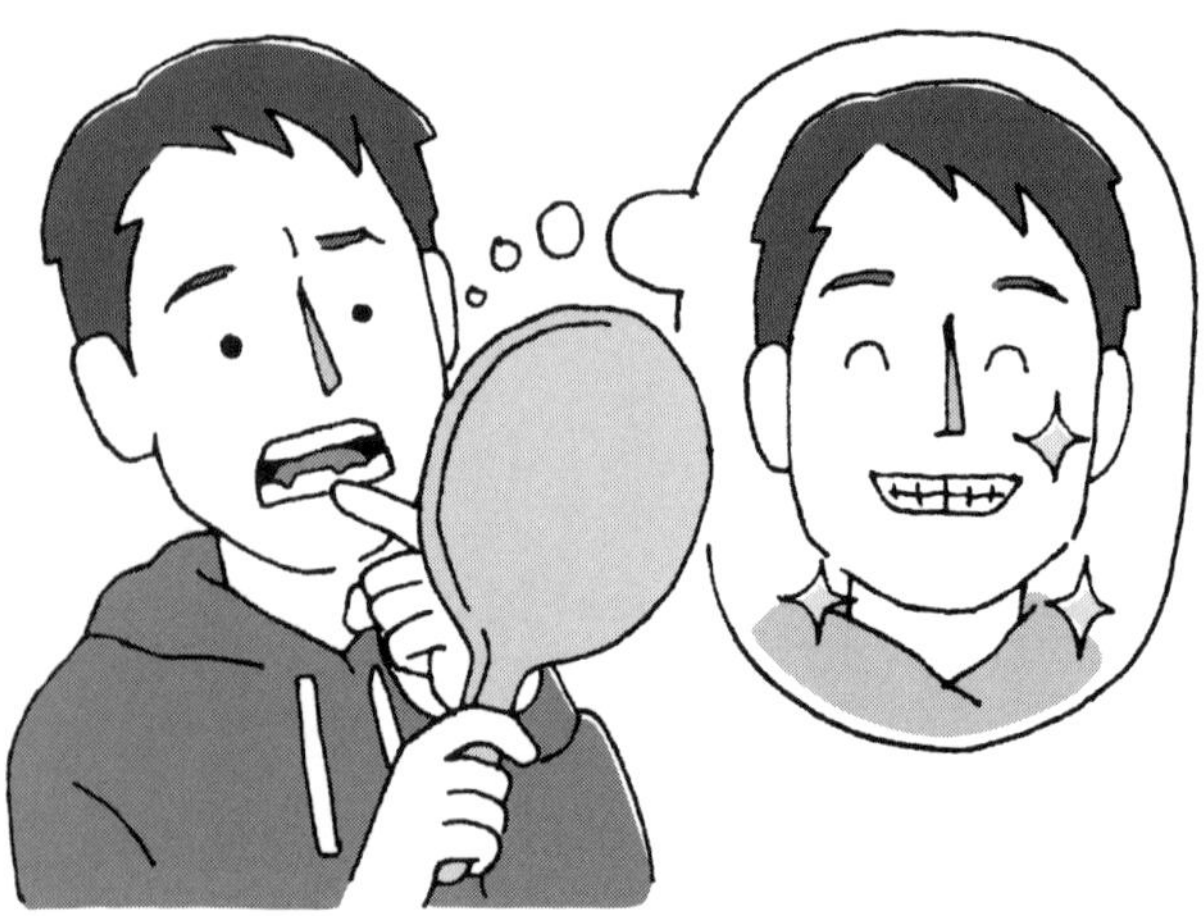

しっかり噛めること、歯並びが良いこと、健康で笑顔に自信が持てる生活は、人生を豊かにしていきます。

矯正治療とインプラント治療は、それぞれ専門性の高い治療です。当院では、矯正歯科医師と連携しながら治療を行うことも可能です。

16 交通事故やスポーツ中の怪我によって歯を失ってしまったところに、インプラント治療をすることは可能でしょうか？

交通事故やスポーツによる外傷によって歯が抜けたり、割れたりした場合には、インプラント治療で歯を取り戻すことが可能です。

しかし、骨まで破損してしまっていると骨造成も必要になり、時間と費用がかかってしまいます。

歯だけでなく、骨や歯肉を失ったとしても、骨造成、歯肉移植で顎骨の回復を図り、順番に治療を進めていくことで、以前のようにおいしく食事ができるように回復します。

根っこが揺れてしまった場合は、数カ月固定することで安定してきます。

歯が欠けていなくとも神経が死んでしまい、数年後に歯牙の色が変色してくることがあります。また、10年程度で動揺（歯の揺れ）が現れてくることもあります。長期にわたって予後の観察が必要です。

歯が欠けている場合は、プラスチックや差し歯できれいに修復します。神経が露出するほど歯冠が大きく欠けてしまったら、神経治療が必要です。

事故によって歯が折れ、根っこごと抜けてしまった場合はインプラント治療で復元します。ブリッジも可能です。

周囲の骨や歯肉の損傷具合で、治療内容が変わっていきます。造骨や粘膜移植の必要性を検討して治療計画を立てていきます。

時間はかかりますが、おいしく食事ができるようになり、笑顔に自信を取り戻すことができます。

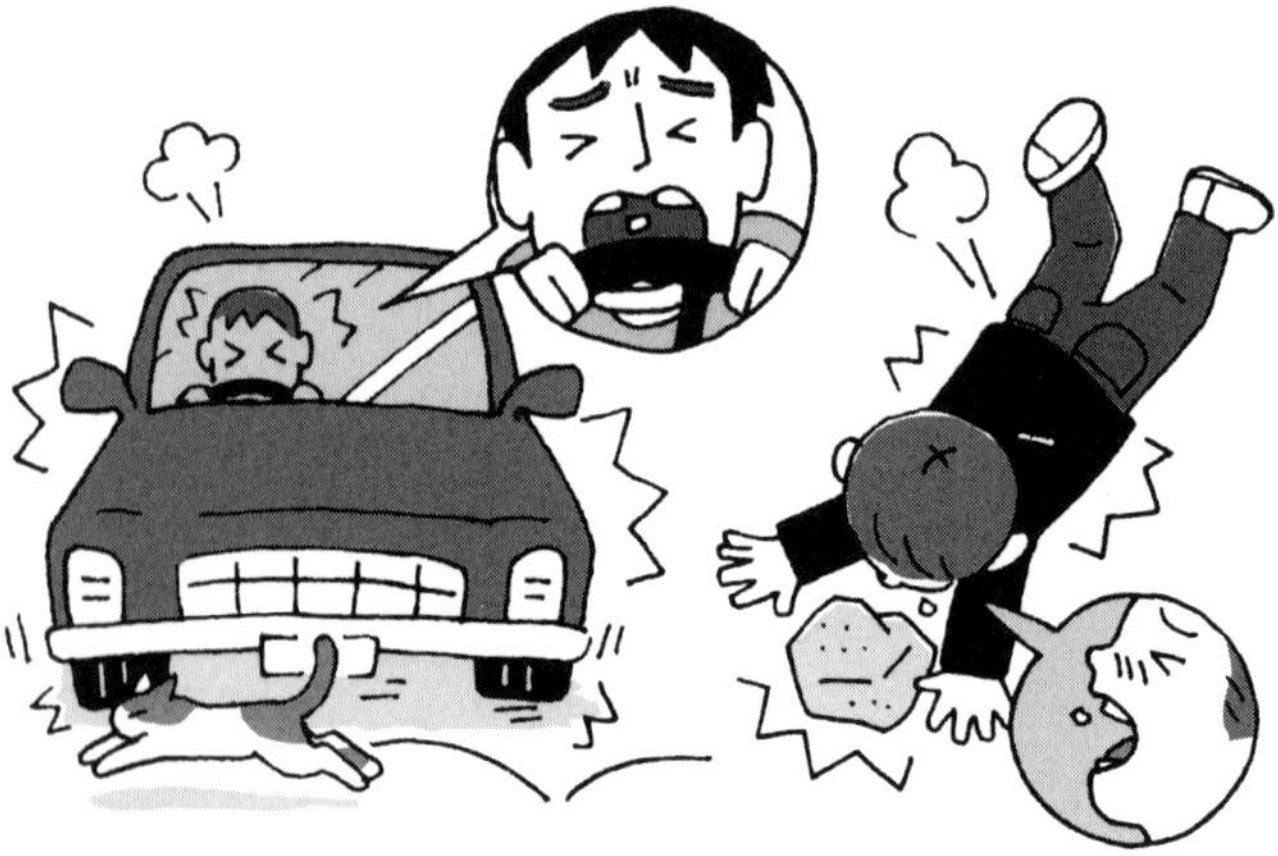

～スポーツ中の怪我予防にはスポーツ用マウスピース～

スポーツ選手は、プレイ中、食いしばる（噛み締める）ことで最大限のパフォーマンスを発揮します。集中力も持続させます。

プレイ中は、普通の人の3倍の咬合力（噛む力）が発生しますが、スポーツ用のマウスピースは食いしばりによって起こる歯牙の破損を防ぎます。

また、噛み合わせが悪い方でもバランスよく噛めるようになるために、結果的に頭部を固定することになり、身体のバランス感覚とパフォーマンスが向上します。

食いしばりによる顎関節の圧迫を防ぎ、人間の本来持っている力を発揮させることに役立ちます。

マウスガードは、前歯や顎関節の保護の役目も追加されています。ボクシングやラグビーなど直接体と体がぶつかり合うフルコンタクト系のスポーツをするときに使用します。マウスガードで前歯や歯茎を十分に覆い被せることにより、体の正面からの衝撃を歯列や顎に均一に分散させてくれます。

歯牙の破損の防止のために、スポーツをする際には、マウスピース・マウスガードを使用してください。

17 院内での感染対策が気になっています

歯科医院で使用している歯の切削器具には、唾液や血液が付着します。その唾液や血液には、エイズ・B型肝炎・C型肝炎・コロナウイルスなどが含まれている可能性があり、感染対策が重要視されています。

当院では、院内感染を防ぐために、超音波洗浄機、ジェットウォッシャー（医療用高圧洗浄機）、オートクレーブ（高圧加熱滅菌）などを使用しています。歯を削るタービンは、専用の自動注油滅菌器を使用します。プラスチック製品は、ガス滅菌を使用して加熱しない形で清潔な器具を使用しています。

手術中は滅菌布で術野を覆い、隣で歯科治療が行われていないことが重要です。歯科治療中には、唾液や血液が水と一緒に飛沫として数メートルも飛んでいきます。手術中に隣の治療椅子から飛んでこないよう、手術は個室が望ましいと思っています。考えうる最大限の感染対策を行っています。

滅菌器には大型、小型、注油機能付き滅菌器、ガス滅菌器、洗浄用には超音波、ジェッ

▶当院の滅菌サイクル

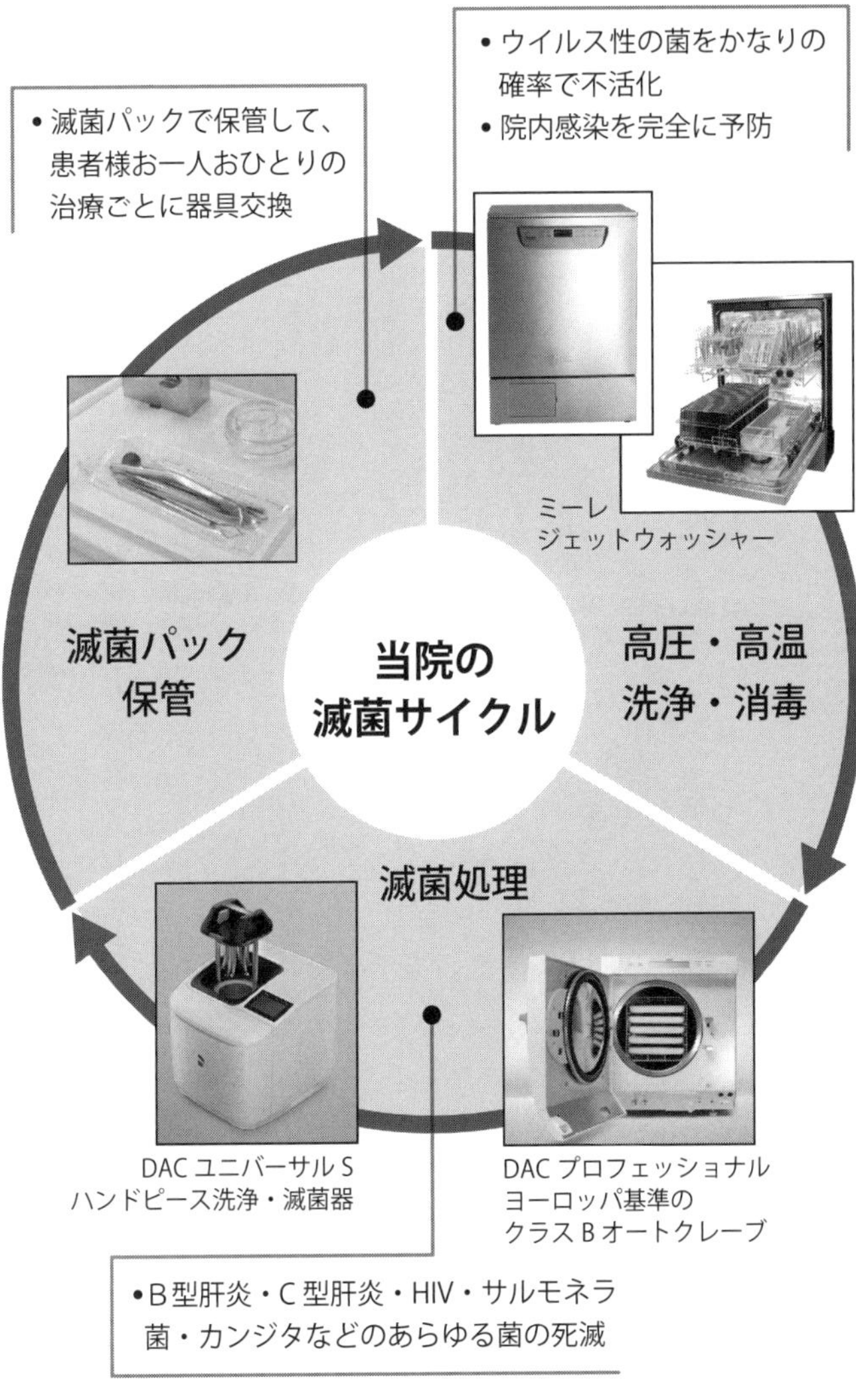

• ウイルス性の菌をかなりの確率で不活化
• 院内感染を完全に予防
• 滅菌パックで保管して、患者様お一人おひとりの治療ごとに器具交換
ミーレ
ジェットウォッシャー
滅菌パック
保管
当院の
滅菌サイクル
高圧・高温
洗浄・消毒
滅菌処理
DAC ユニバーサル S
ハンドピース洗浄・滅菌器
DAC プロフェッショナル
ヨーロッパ基準の
クラス B オートクレーブ
•B 型肝炎・C 型肝炎・HIV・サルモネラ菌・カンジタなどのあらゆる菌の死滅

トウオッシャーが必要と言われています。

また、コロナ感染対策により、受付での検温、アルコール消毒を徹底しています。診療前にうがいよる口腔内の除菌も行い、飛沫感染を防止しております。

2020年3月から始まったコロナ感染対策によって、診察時の検温で3名ほどの発熱が認められ、予約の変更をお願いしたことがありました（2022年7月末現在まで）。

また、発熱に関しての問い合わせも多く、37度以上の発熱があった場合は受診をお断りしております。

逆に1件だけ歯科由来の発熱と断定できる事例がありました。その方は、症状経過を電話で問診した結果、歯科由来の発熱と診断できたので、来院していただきました。

コロナ感染症が流行し始めてから3年が経過して多くの経験を積み、発熱に対しても柔軟に対応しています。院内では、朝の検温でスクリーニングを行い、発熱があった場合、すぐに帰宅してもらいます。濃厚接触が疑われる場合は、その場で抗原検査を行い、陰性を確認したのち仕事に入ってもらっています（2023年6月現在）。

PART

2

インプラント治療を受ける前に知っておきたいこと

18 インプラント治療で歯科医院を選ぶ際のポイントはどこですか？

自分の歯とほとんど同じように食事ができるインプラント治療は、審美的にも機能的にも満足度の高い治療法です。

ただし、卒後教育で身につける外科治療になるため、手術方法や歯科医師のスキル自体に大きな差があります。リスクを最小限に抑えて、安全で安心できるインプラント治療を受けられるかどうかは、歯科医院や歯科医師選びが重要になってきます。

インプラント治療は保険適用にはなりません。すべて自費治療です。値段だけで決めるのは、いかがなものかと思います。経験、技量、医療設備など十分に調べて選ぶことをおすすめします。

優良な歯科医院は「徹底した衛生管理」「ＣＴ診査」「長期間のメインテナンスが受けられる」、この3点をしっかり行っていることが重要です。年間１００症例程度の手術を行っている先生なら技術もあると思います。担当する先生がいなくなった場合には、責任の所在を明確にする必要が出てきます。

インプラントを受ける歯科医院チェックリスト

□インプラントの治療経験が豊富
□インプラント治療の経験や治療に関して誠実に回答してくれる
□インプラント治療は専用の個室で行っている
□治療室、受付、洗面所、トイレ、玄関周りなどの清掃が行き届いていて清潔感がある
□歯科衛生士、歯科技工士などのスタッフが充実している。スタッフに笑顔が溢れている
□歯科医師、歯科衛生士などのスタッフの身だしなみ、清潔感があり、挨拶がしっかりできる
□CT、CAD／CAM、マイクロスコープなど、設備面で充実している
□治療計画、費用など納得できるように説明してくれる
□治療前、治療中、治療後の説明などのフォローをスタッフがしてくれる
□治療後の定期検診、メインテナンスの提案がしっかりとなされている
□インプラントに関する考え方（医院理念）に共感できる

インプラントは、歯が入って長期間機能して初めて成功と言えるものです。治療を受ける歯科医院選びを値段や家から近いだけで決める方もいますが、医院が掲げる理念にも注目してください。インプラントへの思いが共感できる先生とお付き合いすることをおすすめします。

インプラント治療を受けるなら、前ページのチェックリストの内容を満たす歯科医院を選びましょう。

19 インプラントの治療費が歯科医院ごとに異なるのはどうしてですか？

インプラント治療は自費診療になります。そのため、各歯科医院で価格が異なります。なぜ、そんなにも価格が異なるのでしょうか？

まず、インプラントにかかる経費について説明します。インプラントは、国産、欧米製、韓国・中国製に分かれています。極端な話、仕入れ値が大きく異なります。欧米製、日本製、韓国・中国製の順番で値段が異なります。

最も大きな問題は、10年後にそのインプラントメーカーがなくなってしまった場合です。老舗のインプラントメーカーは潰れることはないでしょう。海外に転勤になってもその国の歯科医師の先生を紹介してくれるはずです。どこの国に行ってもメインテナンスが受けられる、トラブル時の対応を考えてもらえることなどは、インプラントを選ぶ際の重要な要素です。

欧米の老舗メーカーのインプラントが使われている場合には、転勤などで引っ越してきても継続治療ができ、メインテナンスなども行うことができます。逆に転勤される方には情報提供をし、転勤先でも引き継いで治療が受けられるようメーカーに協力をお願いし、紹介先、受け入れ歯科医院を探すようにしています。

また、被せるものも銀歯、金歯、セラミックなど異なります。セラミックやジルコニアは高額になります。

設備面でも異なります。CTひとつとっても、最新型のものはハッキリと解剖学的な境界線が見えやすくなっています。当院では、2022年シロナ社（元シーメンス社）のフラッグシップモデルのCT（Axeos）を導入して正確な診断を心がけています。

また、CAD／CAMや3Dプリンターも取り揃えて、最新のガイドサージェリー（理想的な位置にインプラントを埋入する手術）ができるように常に設備を整えることで、安全なインプラント手術を行っています。

当院では、インプラントやその被せ物には5年間の保証期間を設けています。メインテナンスに通ってくださる方には、被せ物が歯ぎしりで割れたり、予想外の術後感染によって再手術になったとしても、ほぼ無料で再治療を行っています。

もうひとつ忘れていけないのが技術料です。学会に参加したり、海外へ学びに行く渡航費など、技術習得には時間とお金がかかります。技術を維持し、アップデートをするためには必要不可欠です。その費用を患者さん一人ひとりに均等に負担してもらっています。技術の高さは日々の研鑽に裏付けされています。

他院のホームページ等で、提示された費用が埋入金額のみしか書かれていない場合を時々見かけます。その場合は、2次オペ、被せ物の費用などが次々と上乗せされてきます。インプラントの料金は、必ず合計額を確認してください。

メインテナンスに毎回1万円かかり、通わなければ保証がなくなる契約の場合もあります。年に4回1万円ずつ、10年間で40万円のメインテナンスを受けないと保証が切れてしまうとしたらどうでしょうか？

結局、負担が大きくなり、メインテナンスに通うことがままならず、トラブル発生時に後手後手になってしまう可能性があります。問題が発生しても、結局、保証が受けられない結果となります。

また、保証付きの場合、プラスいくらと加算されるところもあります。これだと入り口の安さだけに目が行ってしまいます。長い目で見ると問題発生時に自費になってしまい、高くつくことになります。

生涯にわたり、おいしく食事をして「噛む力」を維持するためには気軽に歯科医院に通い、メインテナンスを受け続けることが非常に重要です。

保証が切れた後も、手術した歯科医師が親身になって対応してくれる歯科医院がよいと思います。相談のしやすさ、人間性、親しみやすさなども考慮してください。

メインテナンスが通いやすい歯科医院でインプラント治療を行ってほしいと思っています。

歯科医院のインプラント費用は、品質を維持するために必要なコストを積み上げることで決められています。安くするためには、それなりにどこかを削っているか、見えない部分で患者さん自身に負担をしてもらう仕組みのどちらかで成り立っていると思います。「安全」と「安心」はコストを伴うものだとご理解ください。どこに一番の価値を求めるのかは、その人の自由ですが、「健康こそ大切だ」という価値観に基づいてほしいと思います。

費用面を除けば、歯がなくなった場合に、インプラント治療を選ぶか、それ以外の方法を選択するかで悩むような、インプラントに懐疑的な時代はもう終わりました。誰にやってもらうか、どこでやってもらうかを考える時代といえるでしょう。

20 治療費の支払い方法が心配です

インプラント治療は自費診療になり、40万円前後と高額です。そのため、インプラント治療を諦めてしまう人も多くいます。

しかし、カード払いやデンタルローン、医療費控除が利用できることが知られておらず、利用することで経済的な負担が少なくなることをお話ししています。カードのポイントをもらったり、毎月の支払いを減らしたり、税金が安くなったりすることで経済的な負担も少なくなります。

・デンタルローン

ローン会社が治療費を立て替えてくれます。患者さんとローン会社が直接契約をして、毎月少しずつ返済をしていきます。支払い期間や月々の返済金額などをローン会社と相談します。金利例：3・8〜5・9％（各デンタルローン会社参照）

・医療費控除

医療費控除とは、1年間に支払った医療費の総額から10万円を引き、その金額を税務署に確定申告することで受けられる制度です。医療費の総額を申告するもので、歯科での自費診療分、医科での治療費を合算できます。妻が扶養を外れて働いていたとしても、同居家族は医療費を合算して医療費控除できます。会社の年末調整でも医療費控除が受けられるので、ご安心ください。

・クレジットカード

クレジットカードでもリボ払いなどが可能です。総合的に考えて、治療費の支払い方法、治療内容など検討してください。金利15〜18％（各クレジット会社参照）

21 手術を受ける前にしておいたほうがよいことは、ありますか？

術前の検査で大きなむし歯や歯周病が見つかった場合には、まず先にそこの治療を行ってください。

インプラント治療は、歯肉を切開して骨を削る治療です。口腔内の細菌層は少ないに越したことはありません。インプラント術野が細菌感染したら大ごとです。インプラントが骨と生着せずに再手術の可能性が出てきます。インプラント治療の成功率を向上させるためにも、手術前の術前処置（むし歯治療、歯周病治療）はしっかりと受けるようにしてください。

歯周病とは、中高年の80％以上がかかっていると言われている口腔内感染症です。口腔内の歯周病菌によって歯肉が腫れて出血したり、顎骨が溶けてしまう病気です。病気が進行すると歯を支えている骨が減っていき、グラグラして、痛みを伴って噛めない状態になり、最後には抜けてしまいます。今ある大切な自分の歯を守るためにも、まずは、歯周病治療を受けてください。歯周ポケット内の歯周病菌は、そのままインプラント周囲炎の原因菌となってしまいます。

むし歯とは、正式には「齲蝕《うしょく》」と言い、口の中の食渣（食物残渣）に含まれる糖質が、むし歯の原因菌（ミュータンス菌）によって酸に分解され、歯が溶けてしまう病気です。むし歯があると、そこに食渣が溜まり細菌の温床となってしまいます。インプラントはむし歯にはなりませんが、不潔な状態ではインプラント周囲炎の感染源になってしまいます。

また、噛み合わせが悪かったり、顎関節症があったりすると、インプラント体を埋めて本歯を装着する際に、噛み合わせが定まらず調整がむずかしくなってしまいます。

顎関節症の場合は、「①お口を開けると痛みがある」「②大きな口が開けられない」「③顎を動かすと音がする」という3大症状があります。その他、頭痛、耳鳴り、めまいなどの不快な症状もあります。顎関節症の原因には、顎関節の変形、外傷、噛み合わせ異常などが挙げられます。インプラント治療の成功率に関わります。事前に治療を受けてください。

22 CTを必ず撮るのはなぜですか?

インプラント治療の治療計画は、患者さんの口腔内と全身疾患の状態に左右されるため、合併症の確認とCTによる顎骨の状態をきちんと把握することが大切です。

合併症・全身疾患については、問診と医科との対診で把握していきます。骨の状態は、レントゲン写真によって確認します。

従来のレントゲン診査では、2次元の画像のため、骨の高さや前後の幅しかわかりませんでした。高さを測っても、1.2倍前後に画像が伸びているので、1㎜誤差を術者の感覚、経験の要素で調整していたのが実態です。いくら経験があっても正確な骨の形態を把握することは困難でした。

しかし、CTの場合は、3次元的に骨形態が正確に把握できます。そのため、縦・横・高さまで計測できるようになります。また、3次元表示のCTには、2次元のレントゲン画像にあった歪みが存在しません。パソコン画像上で正確に計測できます。

顎や歯の形を正確に把握できれば、経験や読影能力による診断に差がなくなります。正確な骨形態を把握することは、手術の安全性、精度のどれをとっても大きなメリットとなります。CTが歯科医院に普及している今、CTの存在はインプラント治療を受ける上で最低限の設備となりました。

CTを撮ることで歯科医師が知りたいことは何だと思いますか？

▶CT本体写真

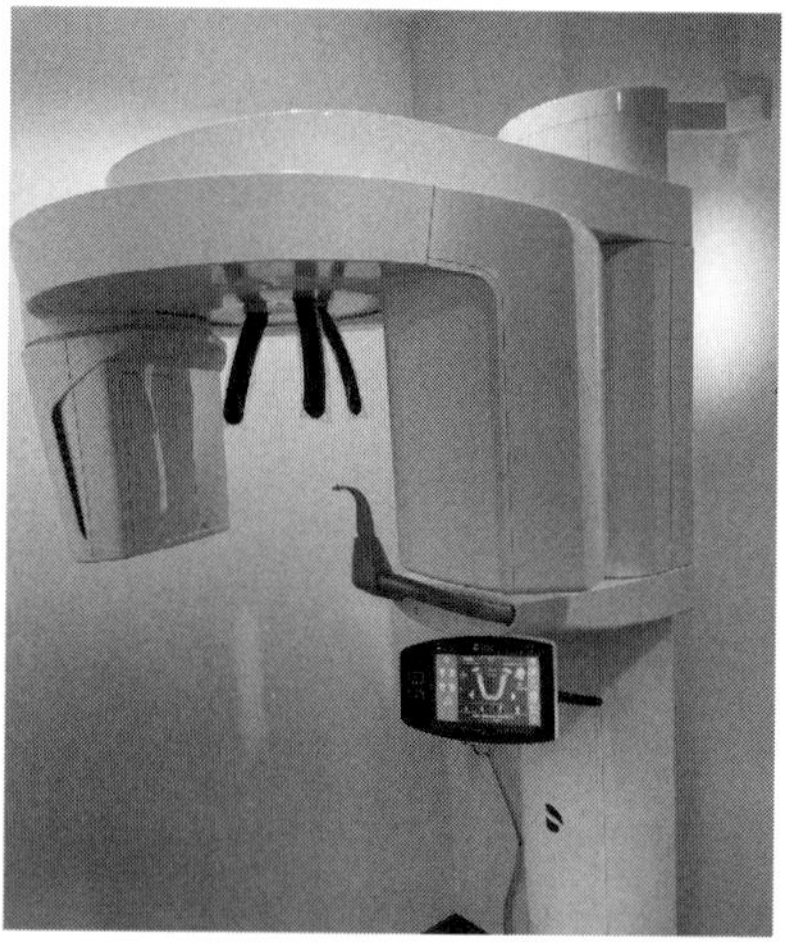

顎の骨の形態や歯の形を正確に把握できることによって、血管・神経損傷や顎骨外への器具貫通といったトラブルを回避できます。手術適用症例かどうかの診断にもつながります。近年ではCTとCAD／CAMデータをドッキングして、手術シミュレーション（インプラント模擬計画）も作れます。

歯科医師にとって、CT撮影は治療に欠かせないものになっていると言えるでしょう。

23 CT画像で何を見ているのですか？

インプラント治療予定部位の骨の高さ、厚み、幅が確保できているかをチェックします。また、CT画像では、骨の質（密度）、上顎洞と言われる頭蓋骨の空洞の存在、顎骨内を走っている無数の血管・神経の走行も正確にわかります。必要に応じて、インプラント手術後の評価を行うことにも使用します。

骨の有無によって手術術式は異なります。手術部位、その周囲骨を正確に把握することで、正確で安全な治療を受けることができます。

現在の口腔状態をCT画像として残すことは、患者さんの将来の治療への可能性を広げます。現在の状況だけを見て治療するのと、10年前の状態で治療するのとでは大きな違いがあります。

先日、10年ぶりに来院された方がいましたが、歯が少なくなり、残った歯も歯周病でグラグラしていました。10年間、歯で苦しんでいた様子がわかりました。「治療やメインテナンスに通っていたら、違っていた」と話をしました。それを聞いて後悔したようですが、逆に開き直って「一気に治してほしい」と全顎的なインプラント治療（フィックスオン4）を選ぶことになりました（204ページ参照）。

10年前のレントゲン画像がきっかけとなり、治療計画が決まりました。記録が残っていたレントゲン画像を見たことで、怖くて逃げていた歯科治療に前向きに取り組めるようになったのです。

24 CTを撮っても体に影響はありませんか？

歯科用CTの特徴は、X線の被曝量が圧倒的に少なく、診断の精度が高いことです。現在では、インプラント治療において、CT診断は世界の常識となっています。

歯科のCTは、医科のCTに比較してX線量が非常に少なくなっています。また、歯科用の金属の歯によるメタルアーチファクト（金属による虚像）をパソコンソフト上で除去する技術も進み、日本人特有の銀歯が多い実態にも対応するソフトが開発されています。

一般の医科のCTに比較して、50分の1になっているメーカーの機械もあります。複数回撮影しても従来のレントゲンと変わらない被曝量で済みます。ご安心ください。

CT撮影による被曝リスクと、正確な診査、診断が行われ、安全な手術が行われる可能性が高まるメリットを比較すると、リスクよりもメリットのほうが多いことは明白です。

インプラント治療を行う際には、必ずCTを使用した治療計画を受けるようにしてください。

25 インプラント治療以外でもCTを撮影することはあるのですか？

昔は、インプラント治療用にCTが販売され、矯正治療にも応用が試みられていました。3次元的骨格分析（3Dセファロ）と呼ばれていました。

しかし、流行りませんでした。結果、歯科用コーンビームCTは、インプラント用として広まっていったのです。2002年の歯科用CT（日立メディコ製CB Mercu Ray）の黎明期まで遡ります。

レントゲンの歴史を振り返ると、医科用のフィルムCTから分かれて歯科用コーンビームCTが登場することから始まります。30年前、まだ平面的なCTフィルムしかない時代には、患部を立体的に測ることはできませんでした。おおよその距離を測っていたわけです。当時は、そういう使い方をしていました。

それが歯科用コーンビームCTの登場で、3D画像で立体的に距離を測ることができるようになり、より正確な歯科治療を行うことができるようになったのです。

歯科用コーンビームCTが発売されて、当院でも開業3年目（2009年）にCTを導入しました。当時は1tもある巨大な機械で、床補強をするためにセメントを流したことを覚えています。今は、500kg程度で軽くなったものです。大きさも写りも格段に良くなっています。

また、いったんは廃れた矯正分野においても、画像解析ソフトの進化によって、歯根の形態による移動のしやすさ、顎の大きさから歯列の拡大量の計測、前歯の角度をどこまで変化させられるかなど、骨格の分析ではなく、歯の根先の形から骨内での歯牙移動の限界点の予想など、広く診断や治療計画の立案に使用されるようになりました。

現在では、難治性根管治療で根管の形を知るため、親知らずの抜歯においては神経までの距離を把握するために活用され、保険算定も可能になっています。そのため、一般歯科治療の中にも入り込み、歯周病の骨欠損、むし歯、歯根破折、根管の確認、根管内異物の位置確認などにもさまざまに使用しています。

顎関節、上顎洞の病変なども、かつては大学病院で治療を受けるような内容でしたが、歯科用コーンビームＣＴを利用して歯科医院でも正確な診断が受けられるようになっています。

歯科用ＣＴの普及は、歯科医師にとって従来見えなかった部分が見える化し、患者さんにも現状を理解していただくために非常に有用な診断機器となっています。

注意すべきことは、ＣＴにもいろいろと種類があるということです。各社性能の差があ

▶歯周病、親知らずCT

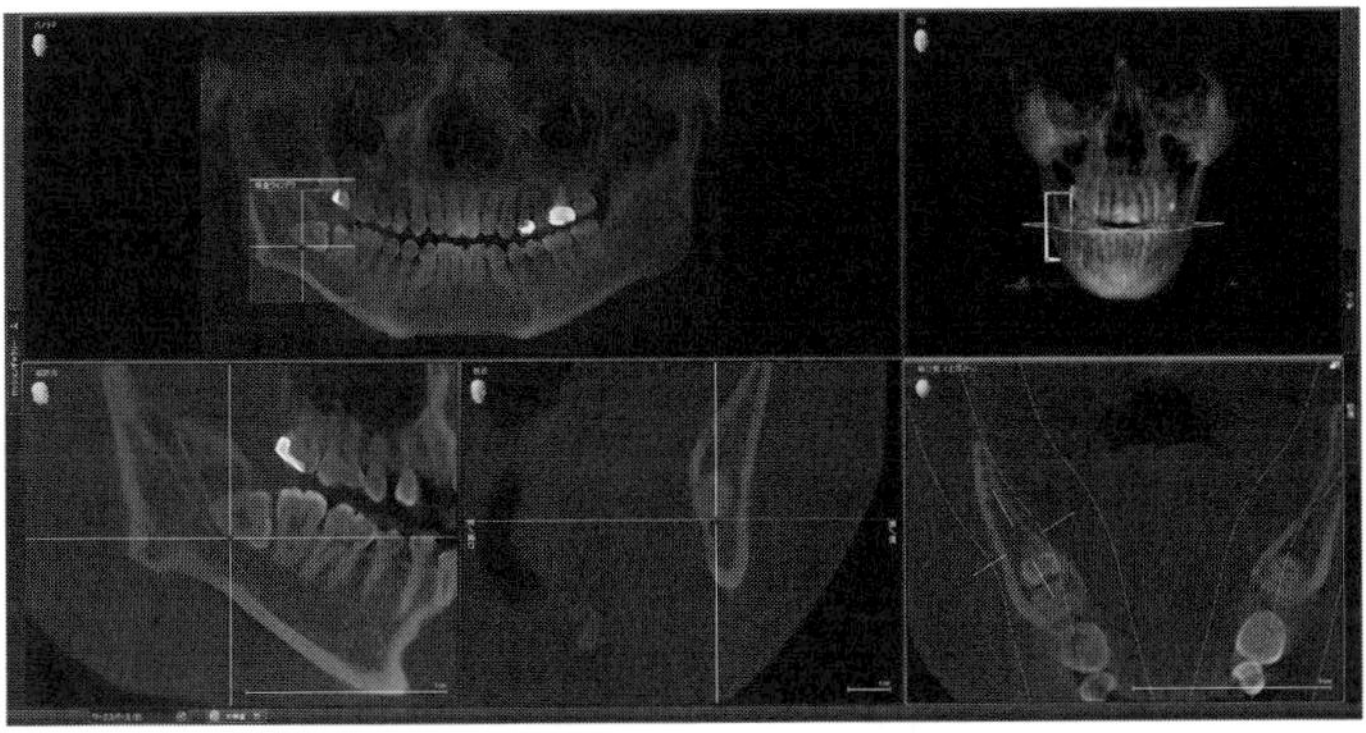

るといっても、素人目に見てわかるレベルではないという仮定でお話をします。

ＣＴには、数歯のみを対象とする小型ＣＴ、上下の歯の撮影ができる中型ＣＴ、頭部全体が写る大型ＣＴが存在します。撮影範囲は、購入する際に、歯科医院の院長先生が決めます。大きければ単純に値段が高い機械です。レントゲンのセンサーが大型化して、解析するパソコンのスペックも大きくないと画像処理が追いつきません。大きいサイズは、そのまま金額・見える範囲の差に表れてきます。

歯科医師には、歯だけを見て治療する先生、上下の噛み合わせを見る先生、上顎洞や顎関節まで診断していこうという先生の診療形態があります。

対象とする組織全体が撮影範囲に入ってないと、治療の診断が変わってきてしまいます。インプラントをする際には、顎の骨移植、上顎洞の中の炎症などの診断を迫られることが増えてきます。広範囲を診察の対象にしているからこそ大型ＣＴが必要だと感じています。

サイナスリフト（インプラント治療をするための骨が足りないときに行う骨造成手術の術式のひとつ）を含む、上顎への手術の場合は、鼻の穴の奥にある自然孔（解剖学的な鼻と上顎洞が交通していないと上顎に関わる手術はできません）が非常に重要で、大型のＣＴでないと見えにくいものです。ＣＴの照射視野は、その先生のスキルとの関係性があると思います。ＣＴの照射視野に関しては、「CTは頭まで写るCTですか」など、どのようなCTなのか、話を聞いてみてもよいでしょう。

26 人間ドックでMRIを受けるのですが、インプラントに影響はありますか？

インプラントは、顎の骨にチタンという金属を埋め込むので、「空港の金属探知機で引っかかったり、病院でのMRIで反応してしまうのでは？」と心配される方がいますが、まず心配はいりません。

ただし、磁石式のインプラント入れ歯の場合は、磁石付きの入れ歯のほうを外してください。

MRIは人体の断面を撮影するものです。X線を使用しません。主に軟組織を得意としています。MRIは、超伝導磁石になっている円柱状の機械の中で撮影します。強い磁場の中で電波を発射すると、体内の組織が共鳴して電波を発し、そのデータを利用して人体の断面を画像化する装置です。

MRIは磁力を利用して検査をする機械ですから、磁気を持つ金属を身につけていると画像が歪んだり、金属自身が熱をおびて火傷をしたりすることがあります。指輪やネックレスを外さなければならない理由です。

また、検査室内には強い磁場が発生するので、磁気と接触すると壊れる時計やクレジットカードなども持ち込めません。他にも心臓のペースメーカー、人工内耳、心臓の人工弁、動脈クリップ、心臓や脳のステントなど、体内に人工物が入っている方は、検査ができません。

しかし、歯科用インプラントのチタンは、非磁気性と言い、磁気を帯びない性質を持つ金属です。だから、発熱しません。そのためにインプラントを入れていても、安心してMRI検査を受けていただくことができます。

空港の金属探知機も磁力を利用した磁気共鳴装置なので、非磁気性の歯科用インプラントは同様に反応しません。空港の金属探知機も安心して通過してください。

PART 3

インプラント治療の流れ

27 インプラント治療の流れを教えてください

一般的なインプラント治療では、「①カウンセリング（手術内容の確認、費用の確認、同意書説明など）」「②1次手術（インプラント体埋入）」「③2次手術（骨結合確認）」「④本歯の取り付け」の4ステップとなります。

カウンセリング時に、骨の状態をCT画像を見ながらシミュレーションを行い、治療術式が決まります。治療費もその内容によって変わります。

治療期間は、おおよそ上顎6カ月、下顎3カ月となっています。骨があまりにも少ない場合には、造骨手術を同時に行います。治療

▶治療期間の目安

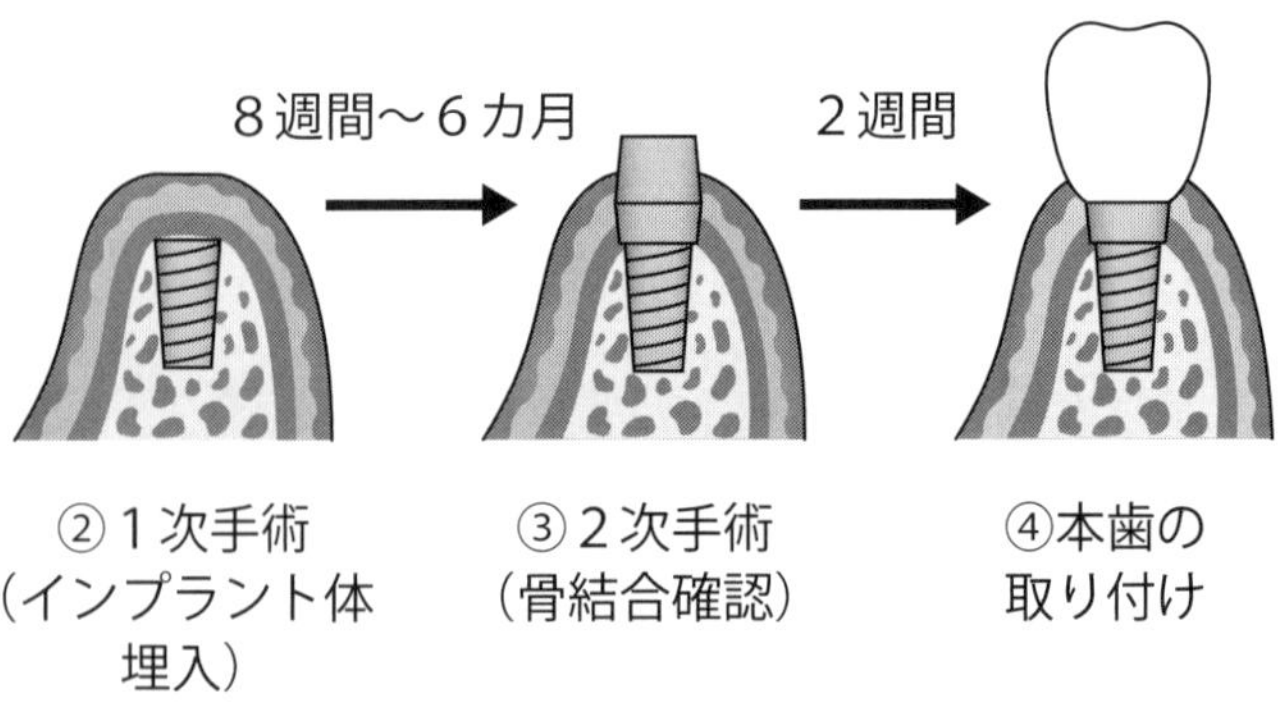

期間が延びることがあります。

28 カウンセリングとはどんなことをしますか？

理想の歯の状態を一緒に考え、当院のインプラントに関する考え方を共有していきます。30年後も自分の歯で噛めることを目標に、今ある歯を、どうやったら少しでも長く使って「噛む力」を温存していけるかを一緒に考えます。そして、今できる、ベストな治療法を提案します。手術内容、治療後の機能的な差の部分は、インプラント小冊子を基にお話しします。

CTを撮影後に骨の状態を確認してシミュレーションを行い、手術術式を説明して見積もりをお出しします。治療方法はインプラントだけではありません。

一人で不安がある方は、ご家族と一緒にカウンセリングを受けていただきます。ZOOMで家族の方とつないで治療計画や治療内容のお話をすることもあります。

29

検査とはどんなことをしますか？

インプラントができるかどうかを診査します。

①問診：今までの病歴、現在の健康状態、アレルギー、貧血、過去の歯科治療歴。

②口腔内診査：口腔内写真や歯牙模型の採得、むし歯の有無、歯周病の検査などを行います。

③レントゲンの検査：パノラマレントゲンとCT撮影、口腔内模型作製、骨の状態を診査し、インプラントシミュレーションを行い、実際にインプラント治療が可能か調べます。

④既往歴：全身疾患や飲んでいるお薬を確認し、かかりつけ医と連携を取ります。必要に応じて血液検査なども行ってもらいます。

治療方針が決まったら、手術内容、費用、期間などをお話しします。そこで、その内容が理解できているか、不安がないかなど話をしていきます。1回話を聞いても十分理解しているかはわかりません。数日後にもう一度聞きたくなることもあります。そのときは何度でも質問をしてください。治療に関しては、できることとできないこともあります。その相談の中で患者さんにとって最良の治療計画ができあがっていきます。

確認になりますが、インプラントの治療費は保険適用になりませんので、すべて自費治療になります。国家の医療費が高騰する中、インプラントが保険適応になることはありません。

ご家族の同意が必要な方には、同席をお願いしています。治療方針に納得がいき、治療費が確認できた場合には治療計画・見積もりにサインをお願いしております。

契約を終えたら、手術同意書について説明をします。

インプラント治療は、外科処置になりますので、「100%安全です。事故は、起こりません」とは言いがたいものです。予期せぬことが起こることもあります。異常出血、骨が思ったより少ない、上顎洞粘膜が薄くて穴が開いてしまう、といったこともあります。術後感染など、避けられないこともあります。

そういった術中、術後のトラブルに関するリスクについて説明します。ご納得いただいた上で治療を行っています。あらゆる状況下になったとしても、真摯に向き合っていくことをお約束します。

30 インプラント治療を受ける前に確認しておくことは何ですか？

インプラント治療には、いろいろなお金がかかります。治療をする前に、費用面でトラブルにならないようにしっかり確認をしてください。

①合計費用を確認する

インプラント治療は、埋入手術だけではありません。レントゲンを含む術前検査、事前の歯周病治療に始まり、パンチアウト、上部構造の取り付け、メインテナンスなどさまざまな工程があり、その度に費用が発生します。

そこで費用を確認する際には、総合計金額について知る必要があります。消費税が書かれているかも注意してください。内税表示だと思って、当日10％請求されると高額の治療費にびっくりする事態となってしまいます。

②費用の内訳について

それぞれの治療内容に対して、その治療費がいくらなのかを理解するようにしてください。

治療内容（手術内容、期間、支払いのタイミング）について必要に応じて記載してもらってください。口頭で説明を受けるだけでなく、文章でもらっておくと後で確認ができます。その上で疑問点があれば質問し、治療を開始するかどうかを決めてください。疑問点があるうちは質問をくり返し、治療をするかどうかを決めましょう。

③再治療になった場合の保証（治療費について）

インプラントが術後感染して脱落する可能性、被せ物が壊れてしまって再作製する可能性など少ない確率ですが、起こり得ます。その場合にどのように対応してもらえるのかは重要です。

保証会社と契約している歯科医院や、任意で保険会社に加入している場合には歯科医院独自の保証制度を持っているところもあります。保証がなかったり、あいまいだったりといろいろです。保証の内容はとても重要です。

インプラントが脱落した場合は、新しいインプラントの封を切らないといけません。使い回しができないからです。そのため、保証についてもよく確認する必要があります。

メインテナンスに来ないと保証が受けられない場合、メインテナンスが高額だったりすることもあります。コロナ感染症が流行している期間に、メインテナンスに来院できない場合は適応するのか、など興味を持って必ず質問してください。

※当院では、コロナ禍の3年間メインテナンスに通えなかった方も、保証内でインプラントのメインテナンスを受け入れています。

④わからない点はしっかり質問する

治療費の総額、支払い方法など、必ず確認してください。インプラント治療は高額なだけに簡単に決められないのも当然です。後悔しないためにも、あやふやにしないで納得をした上で治療を開始してください。

必要があれば、家族の同席の下で説明を聞いてください。また、複数の歯科医師の意見を聞いてみることも有効でしょう。インプラント治療は、歯科医師の技術によって治療方針が異なるからです。

31 インプラント治療の術前処置とは何ですか？

インプラント治療の前には、検査をします。むし歯や歯周病が見つかったら、まず、その治療を先に行います。

インプラント手術は、切開をして骨に穴を開ける治療法です。むし歯や歯周病の問題がある場合は感染源となり、術後の細菌感染の原因となります。その結果、インプラントと骨が結合しないことがあります。

そこで、次のようなことを行います。

①インプラント手術の前に、感染源となり得るむし歯や歯周病治療を行います。

②術後の清潔保持・メインテナンスのためにも正しい歯ブラシ習慣が重要です。歯ブラシがうまくできないのであれば、何度でも指導を受けていただきます。手動の歯ブラ

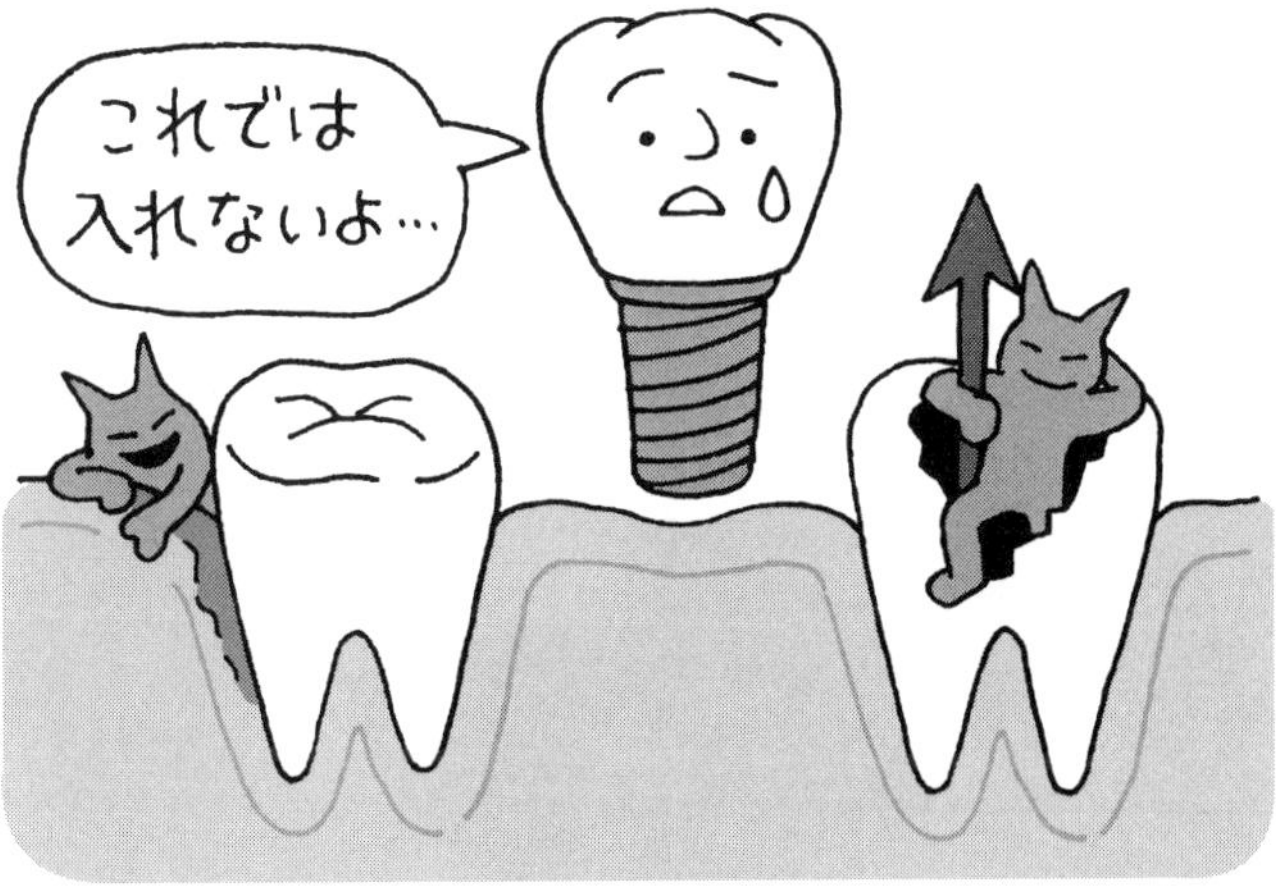

シができなければ、電動歯ブラシも有効です。

③インプラント埋入手術をしようとしても、できない場合があります。骨が少なかったり、薄かったりする場合です。そのときには、インプラント埋入手術の前に増骨手術を先行して行うこともあります。

～歯周病は、本当は怖い病気～

歯を失う原因の約37％が歯周病です。特に40歳以上では約8割に歯周病があると考えられています。歯周病の直接の原因はプラークが溜まることです。特に歯周ポケット内の歯周病原因菌から構成される細菌層が最も害を

▶抜歯の主原因（全体）

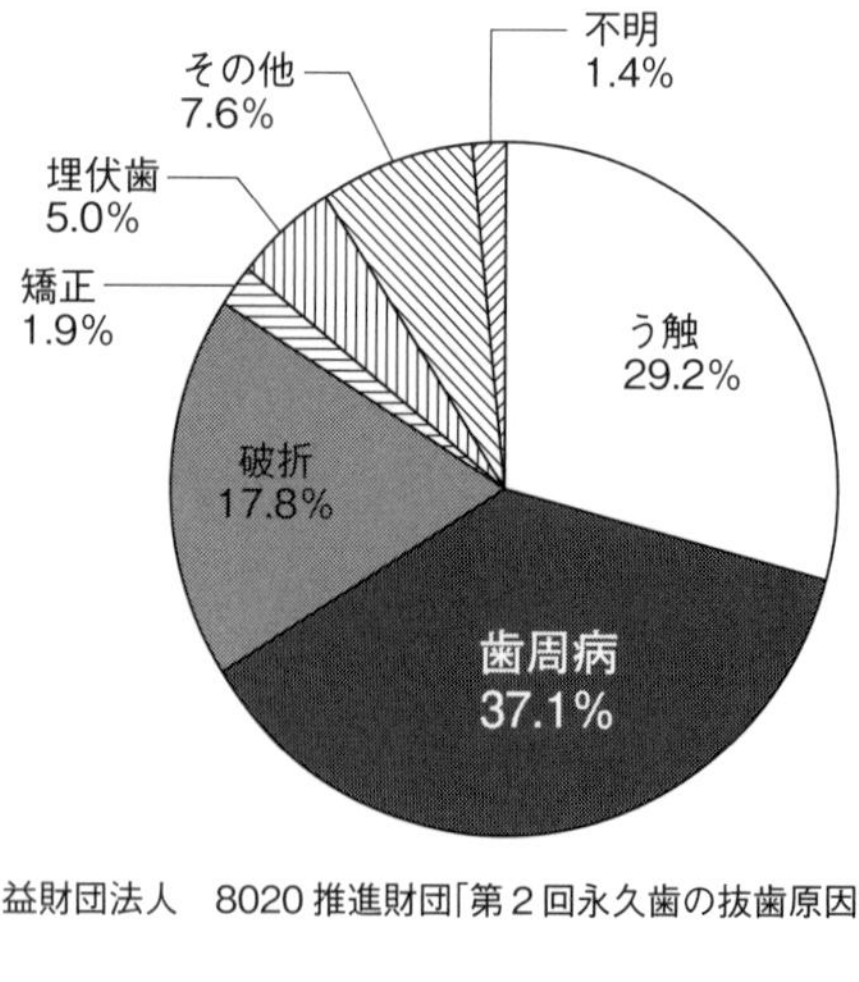

出典：公益財団法人　8020推進財団「第２回永久歯の抜歯原因調査報告書」（2018）

及ぼします。

そこで、口腔内のプラーク（細菌のかたまり）をていねいに歯磨きするのが歯周病を防ぐ基本になります。できれば、歯と歯の間の汚れなどをフロスや歯間ブラシでしっかりホームケアをしてもらえればなお良いと言われています。

歯周病を悪くする因子は次のようなものです。

・歯磨きをしない

・軟食傾向

柔らかいものばかり食べていると食べかすが付着しやすく、プラークが形成されやすくなります。お菓子やジュースの摂取しすぎは、同様に注意が必要です。

・喫煙

タバコを吸う人は、吸わない人に比較して歯周病にかかりやすくなります。これは、ニコチンなどの作用によって血液の流れが悪くなり、抵抗力が落ちてしまうからです。

・口呼吸

口で呼吸すると口の中が乾燥し、炎症が起こりやすくなります。耳鼻科的な問題がある場合は、治療をしてください。

・**歯ぎしり**

歯ぎしりはストレスが原因で起こります。歯ぎしりがあると、歯が揺すられて歯周病の進行が起こってしまいます。歯ぎしりは、自分では気づかないことが多いです。

歯ぎしりのある方は、夜間マウスピースの装着をおすすめします。インプラントへの歯ぎしりによる余剰な力を排除してくれます。

食いしばりの場合は、音が出ないこともあります。頬粘膜や舌に圧痕がついていたり、歯がすり減っている方は注意が必要です。

40歳を過ぎて急に歯周病が悪化することがあります。30代でむし歯になったことのない人で歯ぎしりのある方は、要注意です。気づくと、一気に歯が全体的に揺れてくることがあります。むし歯にならなかったからといって、歯周病に対しては油断しないでください。

歯周病菌は繁殖して、歯周病が静かに進行します。歯を支える骨が溶けて歯をグラグラさせ、やがて歯が抜けてしまう病気です。年齢にかかわらず、プラークやバイオフィルム（細菌層）や歯石を定期的に歯科医院で除去してもらうことで防ぐことができます。

32 インプラント治療の過程で注意すべき点はありますか？

インプラント治療は、歯科医師の話をよく聞き、注意事項を守ることで、かなり長期間、良い状態を保っていける治療法です。治療開始前に多くの疑問を払拭しておきましょう。治療の流れを紹介します。

①カウンセリング：手術前に行います。CTなどを見ながら、現在の状況、その問題点、解決法としてのインプラント手術術式、腫れや痛みについて、金額、期間などしっかり確認してください。

②検査：内科的な問題は必ず申告してください。インプラントの成否に関わってくる重要な問題です。むし歯、歯周病の有無、噛み合わせも調べます。粘膜や舌、骨などもインプラントに適しているかを確認します。

③手術：手術当日は、歯科用注射麻酔を行います。始めに表面麻酔を使用してなるべく痛みは感じないように注射をします。患者さんには、前日しっかり休んでリラックスしてもらいます。いつもの常備薬は服薬してからお越しください。

④手術後：痛みや出血があれば、翌日必ず報告してください。当日は安静に過ごしてください。お風呂や運動、飲酒は避けてください。食事も柔らかめのものを食べるようにしてください。

処方された薬は必ず飲みましょう。薬で痛みや感染を予防します。痛みの心配がある方は、6時間ごとに痛み止めを飲み、痛みをコントロールしましょう。

1週間後に糸抜きとなります。その後の数カ月、本歯が入るまでは定期的に創部を診てもらってください。

手術直後の感染予防に大切なのは、歯科医師の指示にしたがってお薬をきちんと飲むことです。患部を清潔に保つためにうがいをします。ハケのような柔らかい術後専用歯ブラシで歯磨きをしてください。普通の歯ブラシで、患部を擦らないでください。縫合が開いてしまうことがあります。おしゃべりも程々に。大きく口を開けて笑ったりするのも控えたほうが無難です。硬いものも傷口に当たら

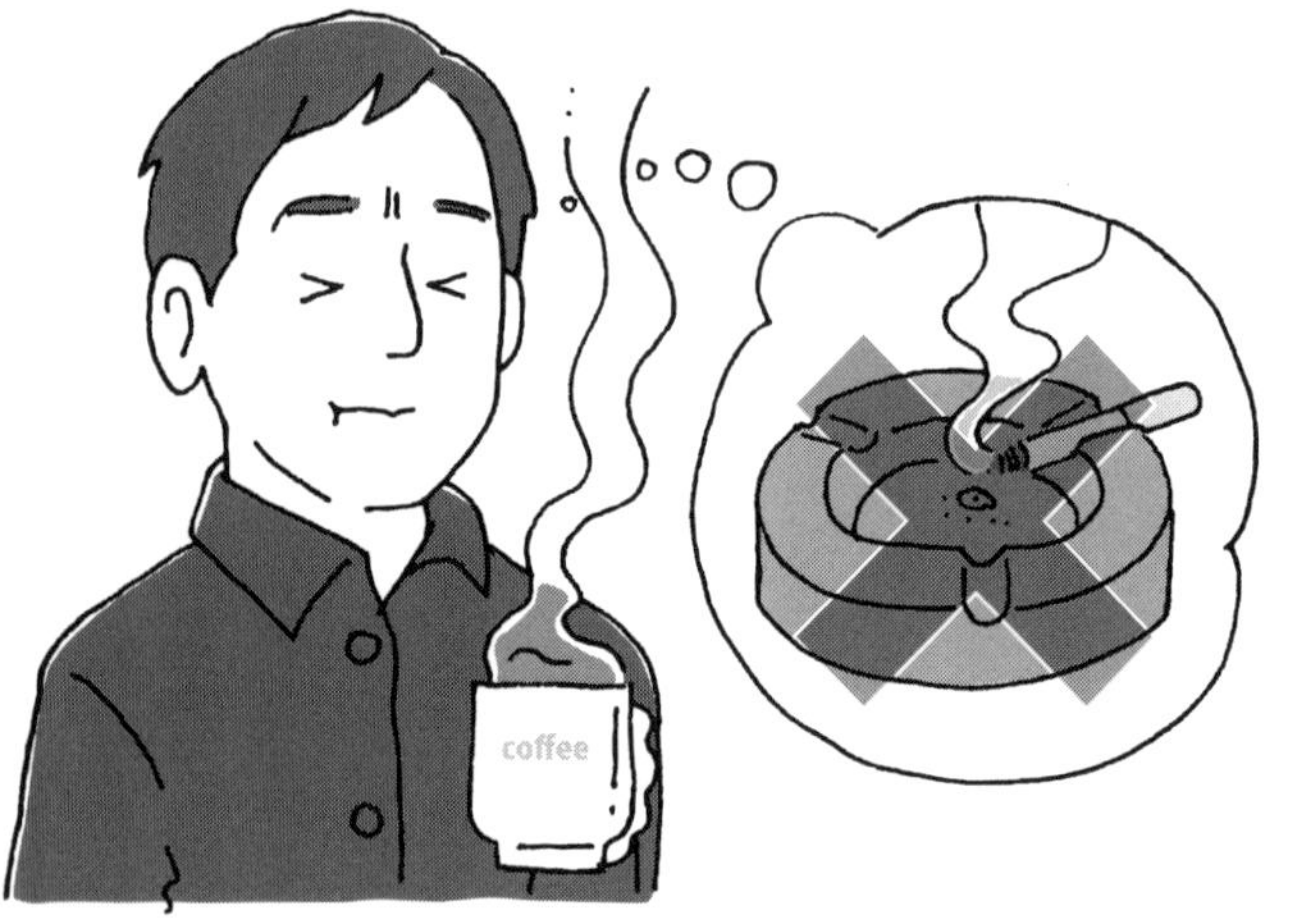

ないようにしましょう。

また、喫煙はやめてください。インプラントの失敗の原因で目立つものはタバコです。歯肉の治癒が遅くなります。

タバコに含まれるニコチンは、血管を収縮させて、唾液の分泌を抑制します。血液が流れなくなると、創部に運ばれる血液も減少し酸素不足になります。低栄養状態になってしまうのです。創部の治癒が悪くなるのもうなずけます。

また、唾液の分泌が悪くなると、唾液の殺菌作用、抗菌作用なども低下してしまいます。唾液は創部の治癒にはとても大切なものなのです。

少なくとも術前1カ月、術後2カ月くらいは禁煙をしていただかないと、傷口の治癒が遅くなり、ただれた状態が続いて痛みも続きます。インプラントをすると決めたら、キッパリと禁煙をしてもらいたいと思います。

33 インプラントの手術後の痛みについて気になっています

手術直後は、手術中の麻酔薬が効いています。2時間くらいは効いています。麻酔薬が切れたころに痛みが出ることが多いです。そこで術前に鎮痛剤を服用してもらい、5時間程度は効いている状態にし、麻酔の切れる寸前の痛みを回避するようにしています。

手術後の痛みが心配な方には、手術前に飲んだ鎮痛剤の時間から逆算して、睡眠や軽い夕食など考慮して鎮痛剤の時間を指定しています。多くの方は、夕方1錠の鎮痛剤、寝る前にもう1錠服薬すれば、十分な鎮痛効果が期待できます。

手術後に痛かったと訴える方は、自分で鎮痛剤を飲む時間を調整し、痛くなってから鎮痛剤を飲んでいます。痛くなってから鎮痛剤を飲むと、鎮痛効果が出るまでに30分くらいはかかります。少しずつ痛みが出始めて「我慢できないから」と鎮痛剤を飲んでも効果が表れるまでは痛いままです。合計1時間程度の痛みが出てしまいます。

術後の痛みについては、痛くなる前に鎮痛剤を飲むことが鉄則です。手術をしているのだから痛みは出るもの。痛みはコントロールするものだと思ってください。

34 インプラントの手術後には腫れますか？

手術後、翌日から翌々日にかけて腫れてくることがあります。腫れだけでなく、痛みや熱感、口が開きにくいといった症状が起こることもあります。

腫れ自体は48時間がピークで、抗生剤や腫れ止め剤を服用すれば1週間程度で元に戻ります。

　以前は、結構腫れることが多かったのですが、次の3つの改良点を実施することで、手術後の物理的な腫れを予防することが可能となりました。

・低侵襲性の手術術式に変更
・腫れ止めの注射と飲み薬の併用
・お顔に腫れ抑制テープ

　切開を減らし、骨の切削が少ないインプラント術式を行うようにしています。肉体への侵襲を減らすことで術後の腫れや痛みは軽減します。

　ここでは特に、頬部や口唇部の腫れの防止策について説明します。

▶テープ留め写真

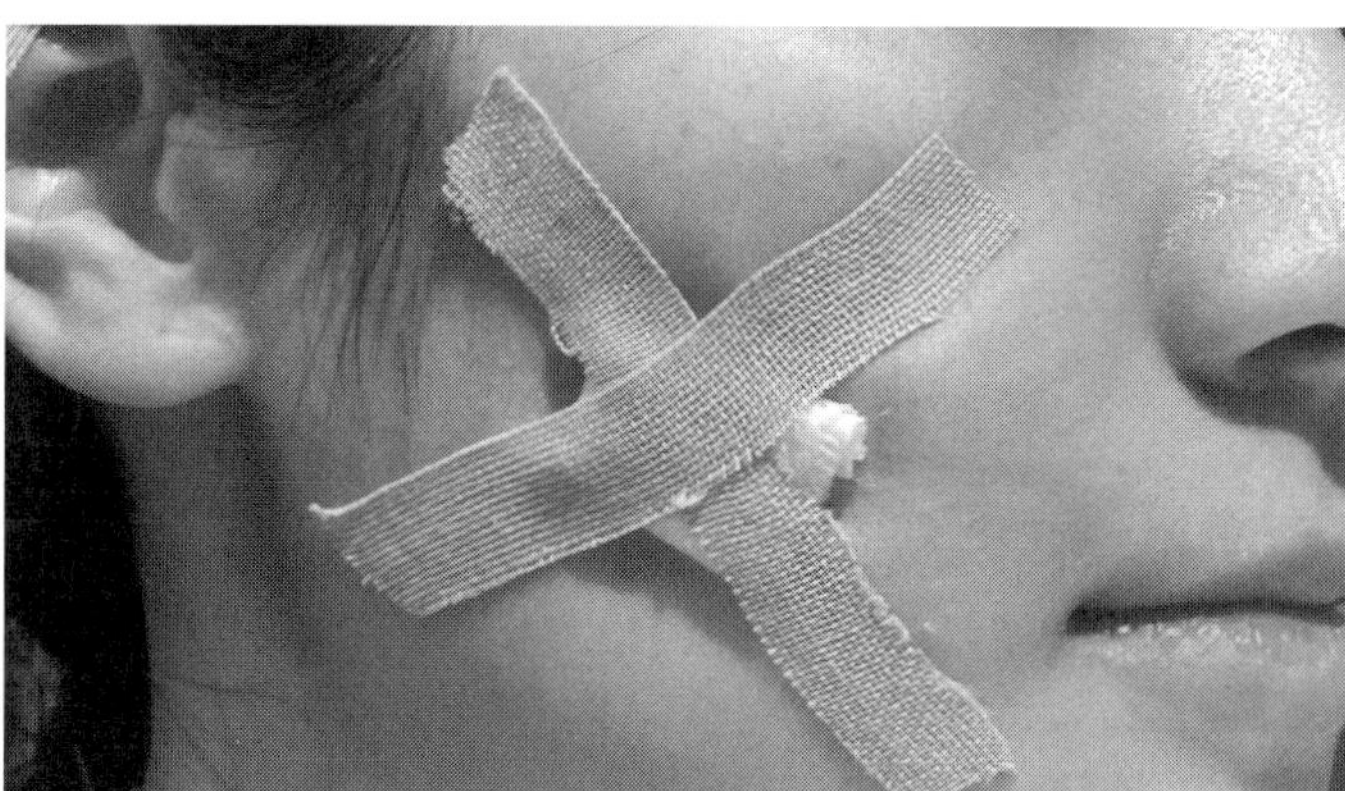

生体に侵襲が加わったときに、自己防衛反応として炎症が起こるものなので、手術をする段階で、ある程度やむ得ないことをまずは理解してもらいます。その上で、腫れの防止策として抗炎症作用の強い「ステロイド剤」を短期間服用してもらいます。薬の効果で強制的に炎症を抑えていきます。

また、手術部位は、血管が拡張し透過性も亢進します。手術部位に出血も溜まり、腫れてきます。そこで頬部にテープを貼って外部から押さえ込みを図ります。「テープ留め」と呼んでいます。

術後の炎症は48時間でピークを越えるので、2日間程度テープで抑え、3日間抗炎症剤を飲んでもらいます。抗炎症剤は強めのお薬なので、手術当日は多めにし、その後、少しずつ減らしていきます。

術後の腫れは、お薬とテープ留めで、以前よりもコントロールできるようになっています。しかし、実際には、朝起きてびっくりすることがあります。腫れについては、術者の予想よりも腫れることがあります。手術をしているので、起こり得ることとご理解をお願いします。

多少の腫れはいたしかたないのですが、赤くなったり、青くなったりする場合もあります。その場合でも、1週間～10日程度で腫れは治まります。

青痣はやがて黄色くなり、重力に沿って術野から首筋のほうに下りながら黄色くなって、やがて消えていきます。色白な女性では、そのうすい黄色の腫れ跡が気になるようです。日焼けしている方は、目立ちません。

心配するすべての方にお伝えしていますが、痣として顔に残ることはありません。時間が解決してくれます。手術後1週間程度は、腫れた場合も想定してスケジュールの調整をお願いします。

歯科医院としては、腫れそうな手術の場合には声かけをするようにしていますが、すべて予想通りにはいかないこともあります。最終的には噛めるようになり、歯を取り戻せますが、途中は山あり谷ありだと思っていただけるとうれしいです。

歯科医療も日進月歩、開業以来、多くの学びと進化があります。「腫れない術式・薬剤・抑制テープ」を組み合わせることで、従来よりも明らかに腫れないインプラント治療が実現しています。今後も、何か良い方法があれば導入し、「腫れない低侵襲性の手術」を追求します。

35 インプラントの手術後の食事はどうしたらよいでしょうか？

麻酔は3時間程度効いています。その間の飲食は控えるようにしてください。手術当日の食事は、硬いものは避けるようにしてください。

入れ歯をインプラントに交換する治療を行っている場合は、特に気をつけてください。入れ歯はしばらく使えなくなります。傷口の治癒状況で、入れ歯の使う状況を判断します。糸抜きまでの1週間は絶対安静です。

手術後1カ月は、食後はうがい薬ですすぐようにしてください。傷口に汚れが付着しないようにします。

タバコ・アルコールも控えるようにしてください。特にタバコは、煙の出ないタイプでも止めるようにしてください。

治療後に不快症状、違和感が消えないなど不安がある場合は、歯科医院に連絡をしてください。担当歯科医師とのコミュニケーションは、インプラント治療の成功に非常に大事な条件となります。不安が少しでもある場合は、相談するようにしてください。

36 インプラントの手術をした当日、仕事はしてもいいですか？

インプラント手術後は、止血を確認し、術後のレントゲンの説明が終わった後、帰宅します。仕事に行くことも可能ですが、おすすめしていません。

手術後に活動をすると、帰宅後に痛みが出て痛み止めを飲むようになることもあります。出血してくることもあります。手術の大きさにもよりますが、インプラント手術当日は仕事を休み、安静にすることをおすすめします。

セデーション（静脈内鎮静法＝点滴麻酔）を選択した方には、お仕事はやめてもらっています。大きな造骨手術の場合も、術後に安静にしていないと腫れがひどくなり、再出血などすることがあります。

手術内容によって決まるため、当日仕事に行かれる方はご相談ください。

PART 4

インプラントの治療方法について詳しく知りたい

37 おすすめのインプラント治療を教えてください

当院では、海外製のインプラントしか使っていません。なおかつ、老舗メーカーを選んでいます。長期の予後を持ち、会社が潰れることによるパーツ供給がなくなるリスクがないからです。

30歳の方にインプラントをした後、50年間そのインプラントを使ってほしいと思っています。しかし、発売元の会社が、その方の人生よりも早くなくなってしまっては、どうしようもありません。埋め込みしたインプラント自体に不具合はなくても、被せ物（本歯）はすり減って交換の時期がきます。その際、インプラントのパーツが必要になります。

インプラントは、ショートインプラントとスクリュー型インプラントの両方を使用しています。特にショートインプラントは、主に奥歯に適しています。造骨を伴う、むずかしい症例に使用します。

通常、インプラント埋入では顎の骨の厚みが10㎜以上必要ですが、場合によっては厚みが足りないこともあります。ショートインプラントは、長さ5～6㎜のものを多く使っていますので、10㎜以下の骨の厚みが足りない場合にも対応できます。その結果、骨の中にある血管、神経、鼻の穴などを傷つける事故を未然に防ぎます。短いだけで、解剖学的な危険部位を未然に防ぐ治療計画が立てやすいのです。そのため、あらゆる場面で「安全域を広く取ること」が可能です。

また、ショートインプラントは装着にネジを使用しないシンプルな構造です。そのため、「ネジ破折」「アバットメントが緩む」などの、ネジで起きやすいトラブルがありません。

さらにショートインプラントは、ショートインプラントの表面にハイドロキシアパタイトという骨成分が吹き付けられていて、骨誘導能が高くなっています。そのため、インプラント窩でインプラント体と骨の接触面積が少なくても骨結合します。

スクリュー型インプラントは、主に前歯に適しています。仮歯が早くほしいときに使用します。スクリュー型なので、骨に噛み込み、初期固定できることが特徴です。前歯でインプラント手術後にすぐに歯がほしいと言われる場合に、スクリュー型のインプラントを使用します。

CAD／CAMを使用した、セラミック治療のいち早い取り組み、初期固定が得られやすい形状をしていることが気に入っています。

スクリュー型のものは、主に13～16㎜と長さの長いものを使用します。

▶ショートインプラント

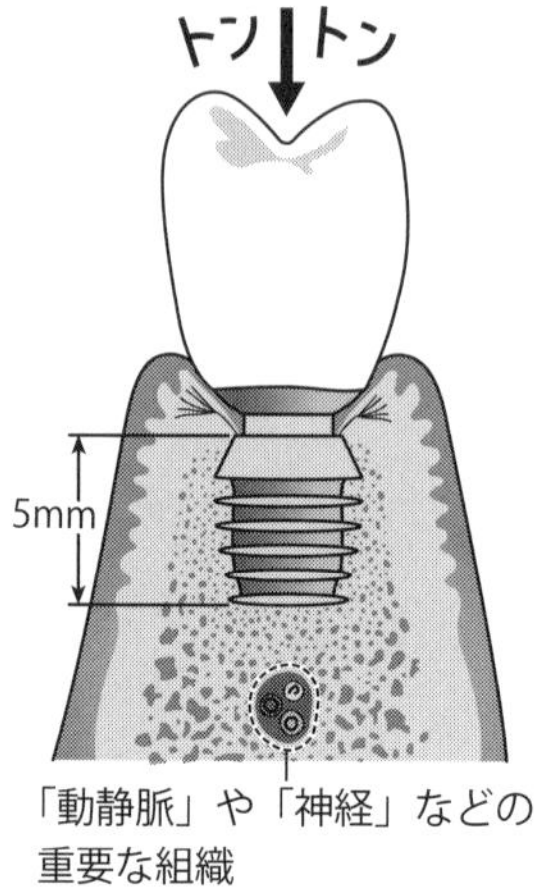

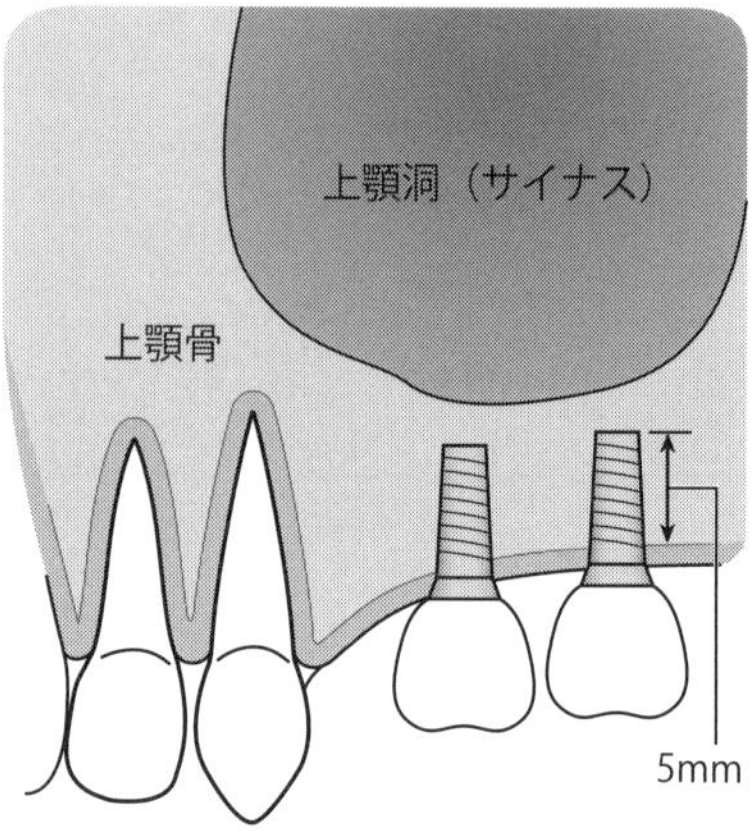

▶スクリュー型インプラント

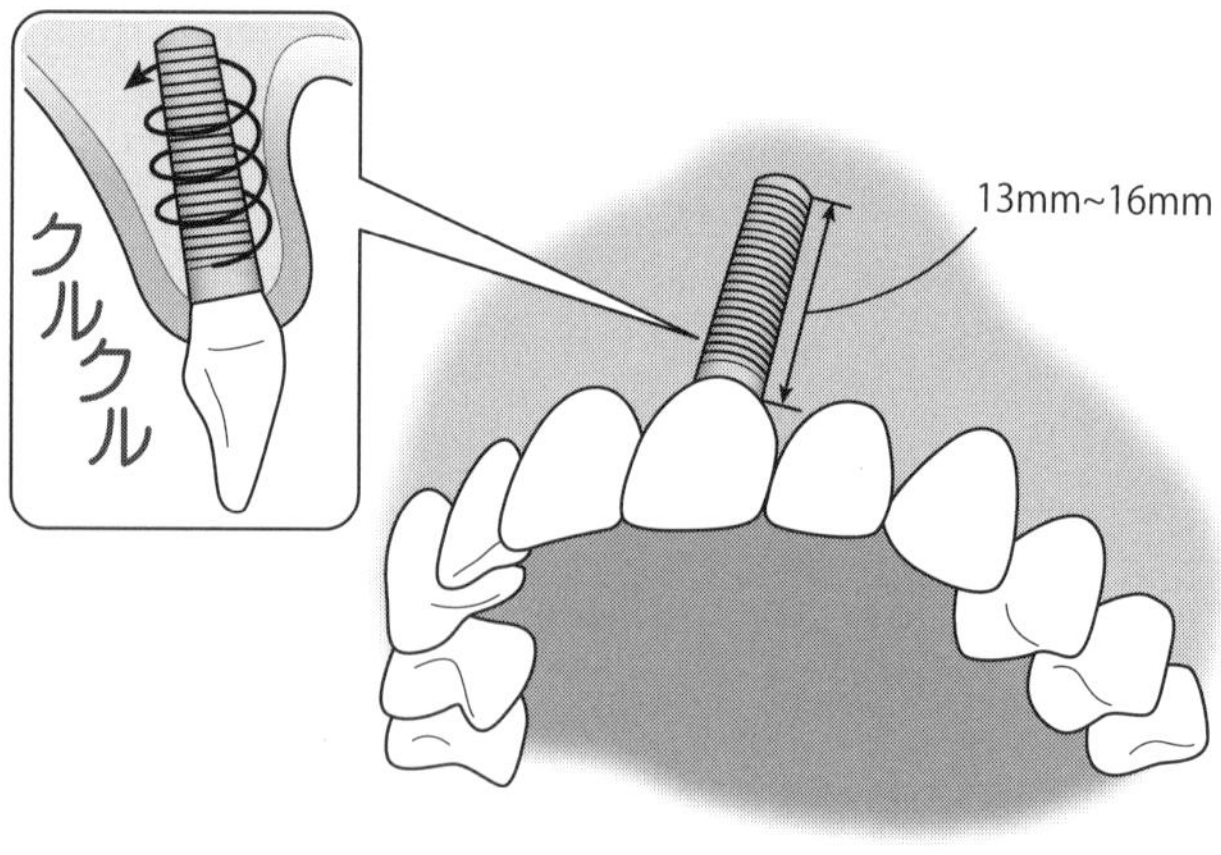

用途が異なるので、適材適所で使っていきます。
・ショートインプラントは、クギのイメージ＝打ち込む
・スクリュー型インプラントは、木ネジのイメージ＝ねじ込む
それぞれの構造の特徴を生かして、安全・安心なインプラント治療を行っています。

欧米人と比較して小柄な日本人向けのインプラント治療や患者さんの要望に沿った、適したラインナップを用意しています。

38 埋め込んだインプラント体は、どうやって骨結合するのですか？

顎の中に埋め込むインプラント体の表面構造は、顎の骨細胞としっかり結合するように加工されています。インプラント体は、チタン製で生体親和性が高い素材です。表面処理には、さまざまな特殊加工がなされています。

・**研磨面タイプ：**表面をツルツルに磨く加工をしています。粗造面よりも骨結合は時間がかかりますが、プラーク（細菌付着）が少なくてお手入れがしやすいのが特徴です。

・**粗造面タイプ：**サンドブラストや陽極酸化処理、SLA、タイユナイトなど各社異なった名前がついていますが、チタン表面を粗造にすることで骨の表面積が広くなり、骨との機械的結合が強くなりました。

・**ハイドロキシアパタイト付着：**ハイドロキシアパタイトを表面にコーティングすることで、骨を新しく造るための環境を整える骨誘導能を有しています。骨細胞が成長する環境を整え、骨と化学結合します。

最近では、粗造面タイプで骨との結合を強めたものが主流となっています。粗造面タイプのほうが、2週間目からインプラント体との骨結合が始まり、1次骨結合と2次骨結合

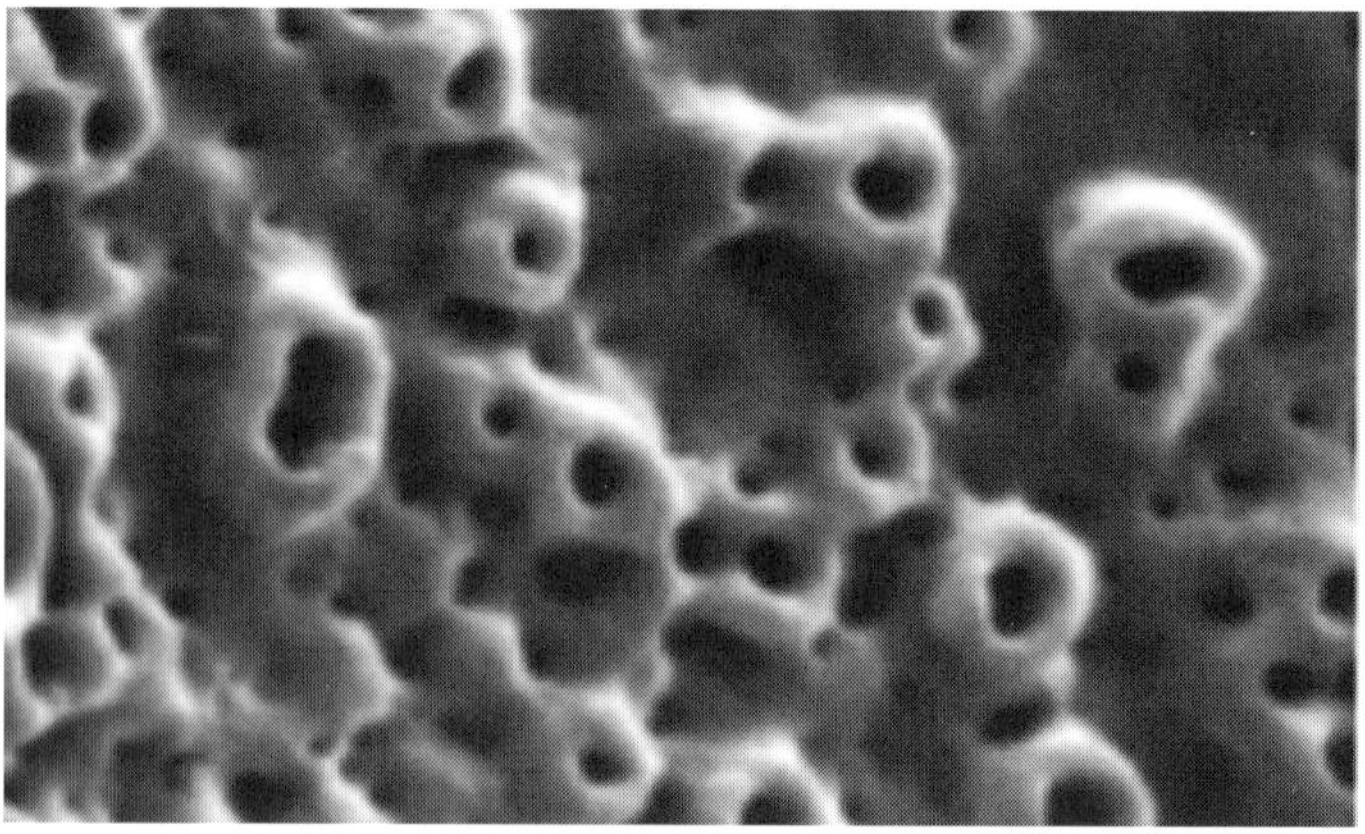

多孔質性の表面構造には数μm範囲の孔が無数にあり、周囲組織との骨結合を促進する

の境界部でインプラントのネジ緩みが起きにくいように進化しています。粗造面の表面にさらにハイドロキシアパタイトを吹き付けることで骨伝導が起こり骨がより早くできます。

39 オールオン4とは、どんな治療法ですか？

すでにすべての歯を失った総入れ歯の方、歯周病などですべての歯がグラグラの方などを対象にした治療法です。

4本のインプラントを埋入し、即日で仮歯を装着する方法で、インプラントを使用した固定式の入れ歯になります。骨の状態によっては、非常に有効な治療方法です。

骨がない方などは、頬骨に埋入するザイゴマという長いインプラントを併用します。高額にはなりますが、即日で仮入れ歯が入る治療法です。1日で仮歯まで入れることで、患者さんの負担を少なくする即時負荷の術式になります。

オールオン4は、ポルトガルのパウロ・マローI先生が開発した技術です。片顎で14本の歯がない無歯顎の方の場合、インプラントを10本以上埋め込む手術が一般的でしたが、日常生活に必要な片顎12本の人工歯を支えるために必要なインプラントは、4本にできることがわかりました。つまり、「必要最少本数の4本で、上または下の歯をすべて支える」。これが、オールオン4の考え方です。

西洋人と東洋人では体の大きさに違いがあり、「下顎ならば下歯槽神経」「上顎には上顎洞」という解剖学的制約があるため、理想の場所にインプラントが埋入できない場合があります。ならば、「下歯槽神経のない第一小臼歯より、前方に4本の長いインプラントを埋入したなら、早期に負荷をかけても微小動揺を起こさず、インプラントは骨と結合できる」というのが、このオールオン4の術式です。

特筆すべきは、最後方のインプラントを傾けて埋入することで、少しでも骨に荷重がかかる支点を後ろにかけるように配慮している

▶オールオン4

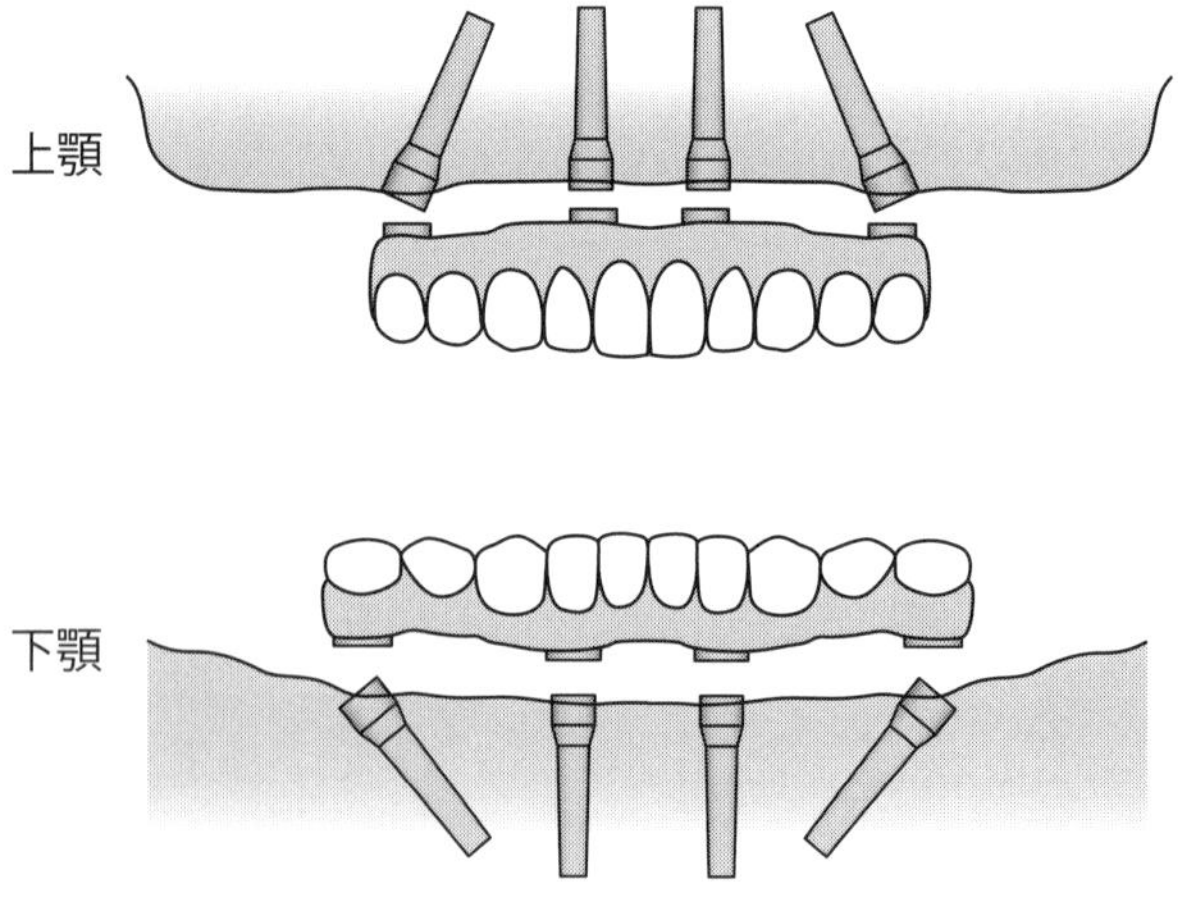

ところです。

インプラントは、頸部にほとんどの力がかかると言われています。オールオン4は、神経を避けるように最も後方のインプラントを傾けて埋入することにより、臼歯にかかる咬合力を分散しています。台形が大きいほど安定します。

一般的に東洋人の顎は小さいため台形も小さく、4本のインプラントが直線的になってしまうことがあります。こうなると、傾斜してインプラントを埋入するメリットは、ほとんどなくなってしまいます。

当院では、小柄な日本人向きのフィックスオン4という、ショートインプラントを応用する治療法もおすすめしています。

フィックスオン4は、頬骨にインプラント

▶FO4レントゲン

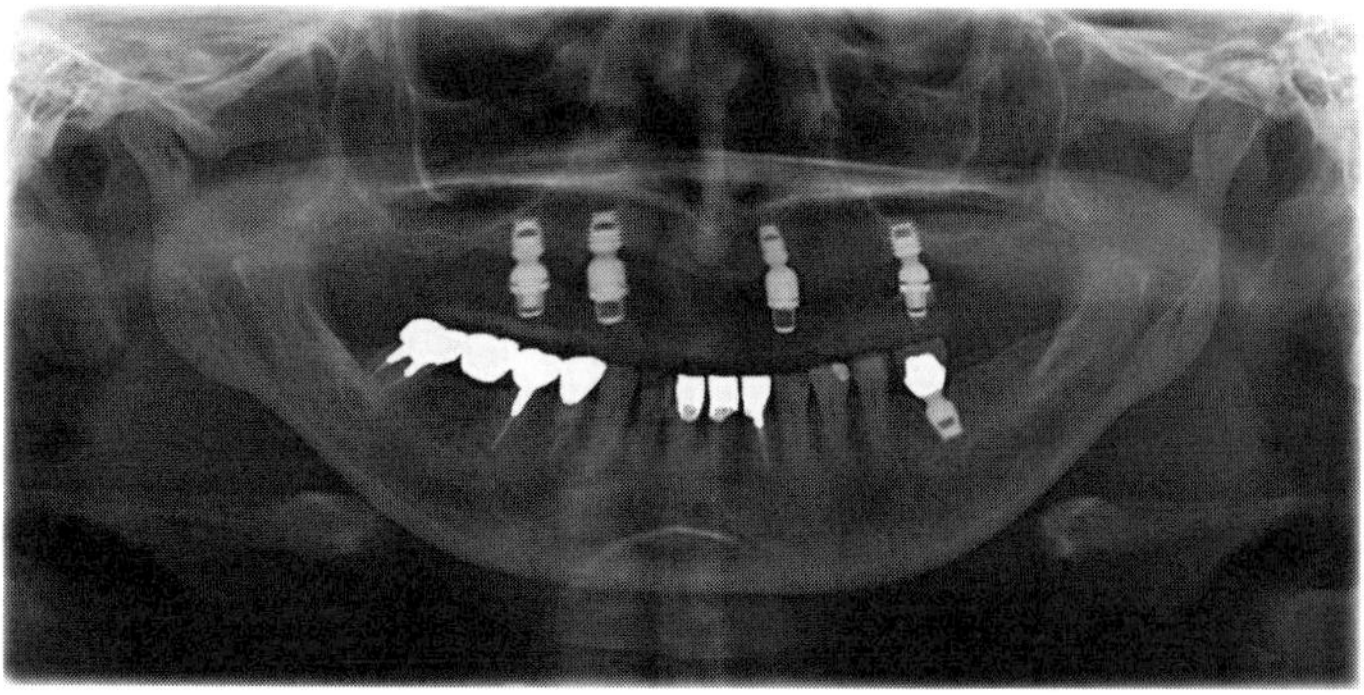

（眼の直下にドリルをする）を行うことはありません。CT上で骨のあるところを探し、サージカルガイドを使用して4～5本のショートインプラントを手術で入れたら完成です。ショートインプラントを使うので、骨量の少ないアジア人に向いています。

斜めに埋入するインプラントを使用しないために、神経の近くにドリルする手術リスクがありません。ショートインプラントであることを利用し、下歯槽神経までの距離が少なくても、インプラントの埋入が可能になります。奥のインプラントをより奥のほうに埋入できれば、さらに台形は大きくなり、安定します。

フィックスオン4は骨削除量が減るので、手術負担（腫れや痛み）も減り、手術術式も容

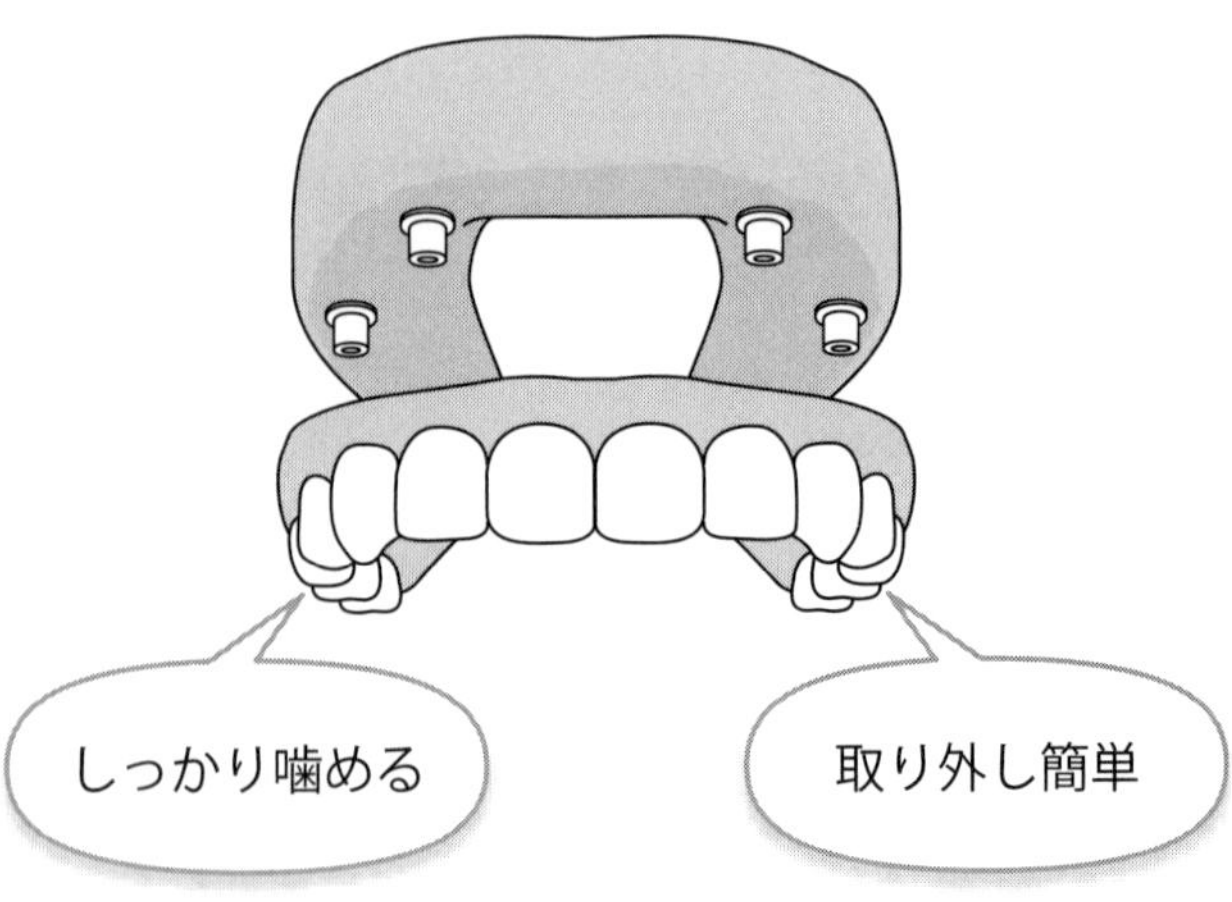

易となり、費用も軽減します。

デメリットとしては、手術当日に仮歯が入らず、入れ歯も使えずに不自由な期間（手術後2週間）があることです。即時咬合の概念はありません。

できあがった半固定式のインプラントブリッジは、患者さん本人が取り外しできます。オールオン4と比較して歯磨きがしやすいメリットがあります。将来、介護が必要になっても、インプラント歯を外して口腔ケアをしてもらえます。

オールオン4という固定式インプラントブリッジとは異なります。着脱可能なのでインプラント周囲を清潔に保つことが可能です。

オールオン4、フィックスオン4は、金額、治療期間、治療の流れなどがまったく異なります。一度、レントゲン撮影をしながらご相談いただければ幸いです。

40 片顎に数本だけ残っている場合はどうしたらよいのでしょうか？

オールオン4、フィックスオン4は、片顎に全部の歯のない方が対象の治療法です。数本残っていると適応にはなりません。

失った歯1本あたり1本インプラント埋入するとしたら、10本くらいインプラントが必要になってしまいます。それでは費用も高額になってしまいます。

そして、残っている数本の歯も、状態の悪い場合が多いのも事実。その場合は、勇気を出してすべて抜いてしまって4本のインプラントをするという究極の選択もあります。健康な歯を抜きたくないと思われる方も多いので、よく考えて選ぶようにしてください。

しかし、残っている歯を温存しておいても、数年後に結局、抜歯になってしまい、追加のインプラントをしなければならない場合も出てきます。それなら「いっそ早いうちに抜いてインプラントにしよう」と考えるのも、良い手と言えるかもしれません。

41 インプラント手術には1回法と2回法があるということですが、どう違うのですか?

インプラント手術には、1回法、2回法の2種類のやり方があります。患者さんの健康状態、骨の状態で手術術式は決まります。

1回法は、手術時にインプラントのボルトを入れた後、歯肉で覆わずに一部が飛び出た状態になります。仮歯が手術当日から入ります。2次手術の必要がないので、患者さんへ

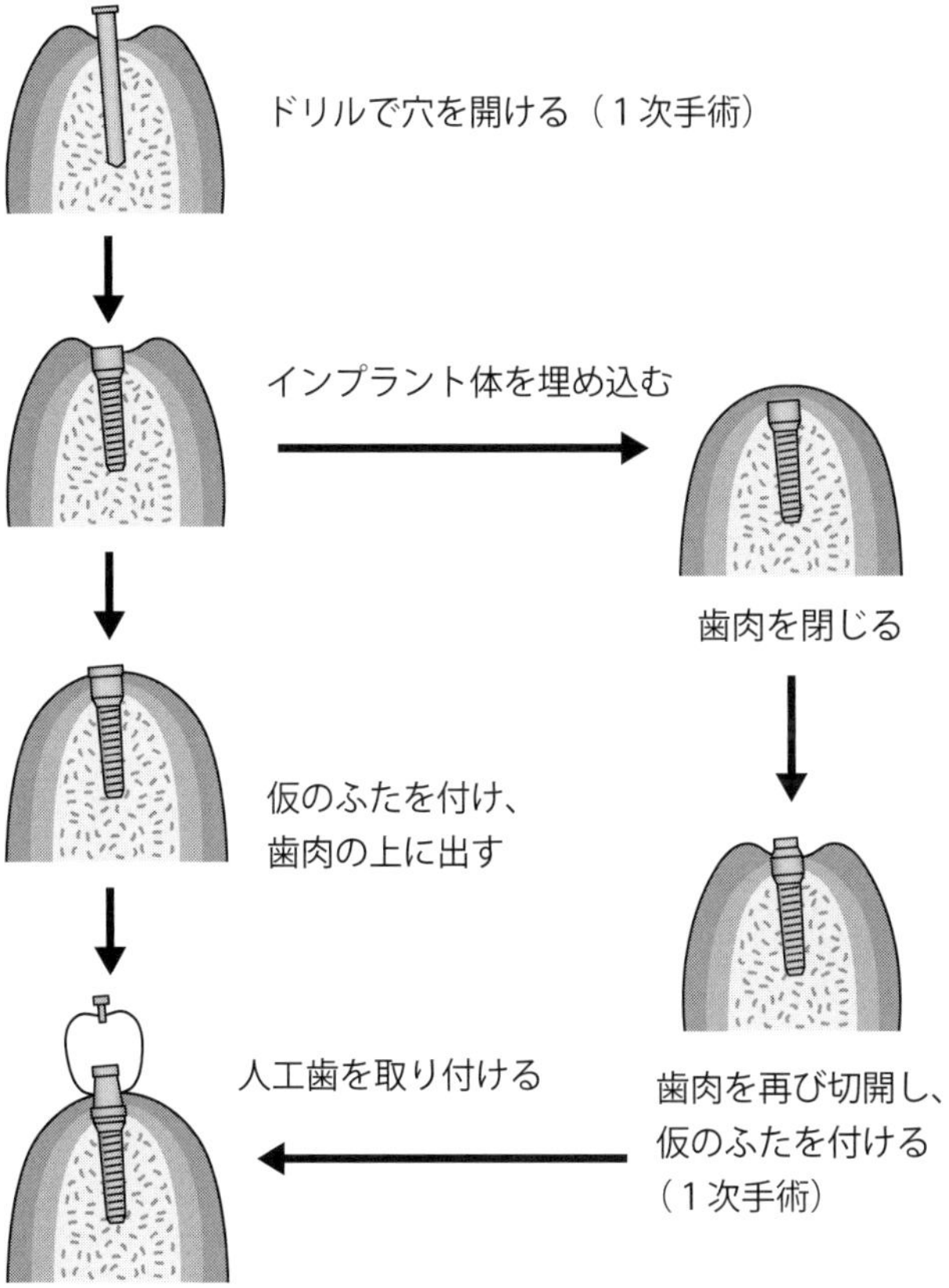
ドリルで穴を開ける（1次手術）
インプラント体を埋め込む
歯肉を閉じる
仮のふたを付け、
歯肉の上に出す
人工歯を取り付ける
歯肉を再び切開し、
仮のふたを付ける
（1次手術）

1回法

一体型のインプラントを使用。仮のふたを歯肉の上に露出させたまま骨との結合が確認できたら人工歯を取り付ける

2回法

インプラントを埋め込み、歯肉にかぶせて縫合する。骨との結合を確認したら、歯肉を再び切開して、人工歯を取り付ける

の侵襲の少ない治療法です。

しかし、この方法は患部の骨の高さや厚みなどが十分で、骨移植などの必要がない場合に限ります。骨の条件の良い方なら、即日仮歯を装着して見た目の改善まで可能になります。骨と全身の条件が整った場合にのみ、可能になります。

2回法は、1次手術で歯肉の下にインプラントを埋めた後、いったん歯肉を縫合します。3〜6カ月の期間、骨内でインプラントを安静に保ちます。歯肉で完全に覆う形になるので、細菌感染のリスクも少なく、骨とインプラントの結合も強くなります。

1990年代後半、入れ歯をやめてインプラントにする時代には1回法が選ばれやすかったのですが、現在においてはむし歯や歯周病、根管治療不良、破折などがあり、「いよいよ抜歯ですね。その後、どうしましょう？」という場合は、骨が溶けてしまっていることが多く、2回法しか選択できなくなります。

歯科治療にもトレンドがあります。多くの方が歯科治療をしっかり受け、自分の歯の保有数が増えています。

そのため、インプラント治療も、入れ歯をやめて噛めるようにインプラントにする時代から変化しています。破折や根管治療後の問題で自分の歯を抜くことになってしまった方が、その代用歯としてインプラントをする時代に大きく転換しているのです。

現在のインプラント治療では、口腔内の環境の変化に伴い、抜歯即時埋入、増骨を伴う2回法インプラントが主流となっています。

42 治療が終わるまで歯が入らないんですか？（抜歯即日埋入、即日仮歯について）

通常、インプラント手術当日はインプラント体（ボルト）のみを埋入しますので、歯は入りません。インプラントの本歯を作るために型を取るまで、インプラント手術後、3〜6カ月の待機期間が必要となります。

これは、インプラント表面と顎の骨とが化学結合するために必要な時間です。生コンが固まるまで触らないのと同じように、骨とインプラントが固まるまで負荷をかけないようにするため、待機期間は歯がない状態でお過ごしいただきます。その期間は入れ歯やブリッジ、接着性の仮歯などを用意します。審美的に歯がない状態を作らないような提案をしています。

実際、前歯などがないと困ってしまいます。その場合には手術で当日仮歯を考えます。

一般的に前歯部は、解剖学的に骨の高さや厚みが多いもの。条件の良い場合に限り、スクリュータイプのインプラントを用いて、手術当日にCAD／CAMで撮影し、その日のうちに仮歯を作製します。撮影後、パソコンでデザインをしてミリングマシンでブロックを削り、仮歯を作るのです（最短1時間）。そのため、手術と仮歯の装着の2回の予約が必要となります。インプラント手術した数時間後に来院してもらい、仮歯の装着をします（抜歯当日に仮歯が入ります）。

奥歯でも、骨がしっかりあれば即日仮歯の手術を行います。ただし、インプラント手術でスクリュータイプのインプラントのネジが顎骨にしっかりと締まらなかった場合には、当日仮歯は諦めなければなりません。ご了承ください。

インプラント手術をして噛めるようになる

▶即日仮歯の写真

抜歯後

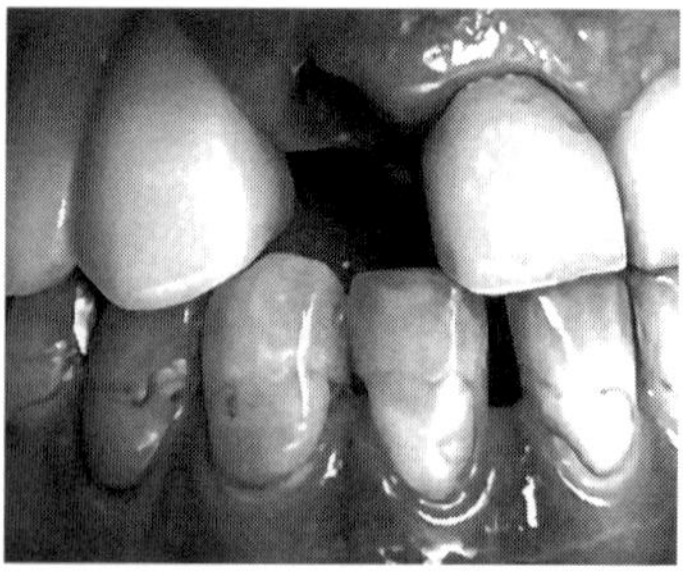

即日埋入・即日仮歯

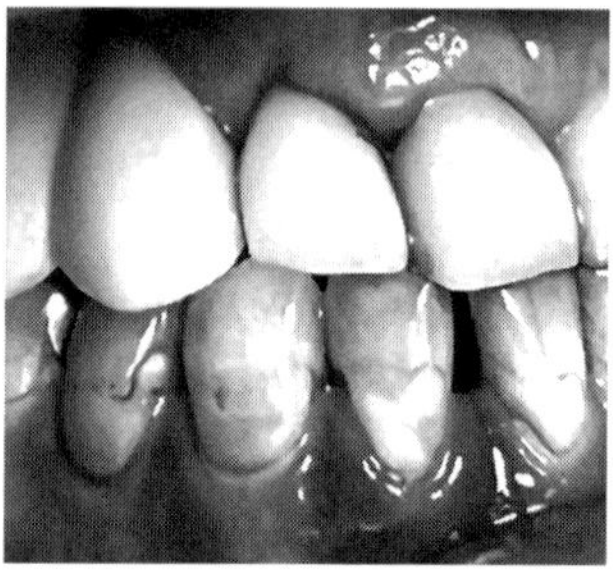

まで2カ月が最低必要です。その期間に骨とインプラントは化学結合します。

上顎骨は、頭蓋骨と接していて強度が必要なく、軽くするためスポンジ状の骨となっています。ネジが利きづらい構造です。

逆に下顎は、顎関節にぶら下がっています。口を外界から守るために丈夫に硬くできています。構造が異なるので、治療期間も異なります。

待機期間中は、手術部位の粘膜の炎症などを確認します。残存歯のむし歯や歯周病予防のためにメインテナンスに通院しながら待ってもらいます。

残った歯の寿命をできる限り延ばすためにも、家庭での歯磨き、フロス、歯間ブラシが大切になります。

また、歯科医院での歯科衛生士さんのプロフェッショナルクリーニングも重要です。お口の状態、清掃状況に合わせ、メインテナンス期間の設定や通院の必要性についてお話し、インプラント治療がどういうものか、しっかり理解していただきます。

43 抜歯即日埋入手術とはどんな治療法ですか?

現在、当院では「抜歯即日埋入」が主流となっています。

割れたり、歯が膿んでしまったり、むし歯や歯周病がひどくなってしまった場合には、抜歯を選択するしかないこともあります。その場合、骨が多く残っていたら、抜いたその日にインプラントを植え込む「抜歯即日埋入法」をおすすめしています。「抜歯即日埋入法」でも「2カ月待機埋入法」でも、骨の条件さえ良ければ、予後は変わらないと言われています。

そこで、条件さえ合えば、手術が1回ですみ、合計の治療期間も短くなり、お薬の服用やレントゲンを撮る回数も少なくなる抜歯即日埋入をおすすめしています。

私は2013年、ドイツ・ケルンの世界デンタルショーでバイコン社と抜歯即日埋入法に出会いました。その後、毎年、米国ボストンにあるバイコン社研修センターに通い、抜歯即日埋入法という術式を身につけたのです。

従来のインプラント手術では、抜歯をして3カ月〜半年経過した後、骨が治癒して更地になった骨の平坦な場所にドリルで穴を開けて、そこにきつくねじ込む術式を取っていました。

しかし、ショートインプラントを使用すると、大きな抜歯窩に小さなインプラントを置いてくる術式が可能になります。過去のインプラント手術の術式からすると、考えられないことですが、適切な術中処理をして手術を行うと確実に噛めるようになると確信しています。いまや数百症例の経験を経て、大きな自信となっています。妻や家族にも抜歯即日埋入を行っています。

抜歯即日埋入が可能になったのには理由があります。それはひとえに、CTの普及とコンピューターを使用したシミュレーションにあります。骨の密度がある程度わかるようになったことで、より確実な治療計画が立てられるようになったのです。これにより「即時荷重」という言葉も生まれました。正確には、手術当日に仮歯が入り、噛めるようになるインプラント治療ということになります。

近年、コンピューター・シミュレーションが可能になり、ガイドサージェリー（後述）を行うようになったことで、より安全で負担が少ない、高精度なドリルワークが可能になりました。これによりわずか1日で歯ができる「即日（時）インプラント治療」がやりやすくなったことは、言うまでもありません。

コンピューター技術が進んだことにより、審美性・噛み合わせを考えた理想的な埋入手術計画が立てられます。これは「インプラントは治療期間が長い」という欠点を克服する画期的な治療概念です。即日負荷とは、インプラント手術後にすぐに噛めるようになることを言い、簡単な食事なら食べることも可能になります。仮歯とはいえ、手術直後に歯が入るので、患者さんにはとても喜ばれます。

しかし、骨とインプラントに負荷をかけないように、1カ月間は硬い食べ物を食べないように注意します。

この夢のような「即日（時）負荷インプラント治療」は、誰にでもできるわけではありません。患者さん側の問題と、歯科医院、歯科医師側の両方にさまざまな条件がありま す。その条件が整った場合にのみ、治療が可能になります。

患者さん側には、CT診査でインプラント体を埋め込む顎骨の高さ、幅、厚みが十分にあることが重要です。年齢、性別で骨の密度や硬さも異なります。患者さんが即日負荷（＝即日仮歯）を希望していても、すぐにできると判断することはありません。

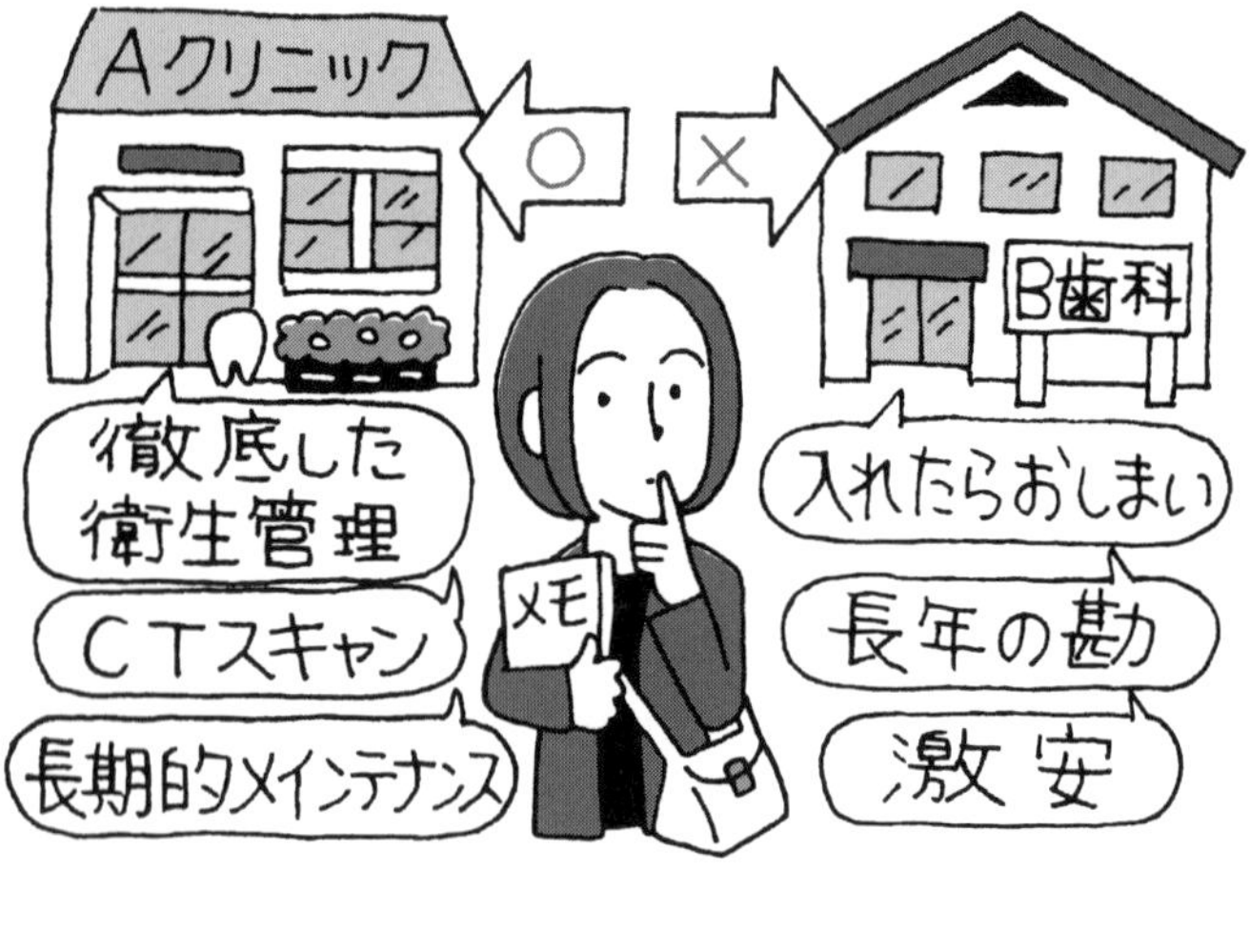

歯科医院・歯科医師側には、CTや患者さんの骨の状態を把握する診断力が求められます。即日負荷を実行するためにはドリルプロトコール（手順・治療計画）を理解して、手術中に骨の硬さに応じてドリルを扱います。

ここでは知識と経験が非常に重要視されます。歯科医師の実力が試されます。即日（時）荷重インプラント手術では、手術中にも埋入位置、角度、深さなど多くのチェックポイントがあり、即日負荷をかけられる条件を初期固定35N以上の締め付け圧をクリア［(ISQ値70以上（安定値)］したときに、仮歯の準備に入ります。35Nの締め付け圧で骨にインプラントが埋入できないときには、即日負荷は諦めるしかありません。仮歯は他の方法を提案します。

患者さんにとっては「その歯科医院で即日負荷手術を取り扱っているか?」「自分は適応症例なのか?」が重要だと思います。セカンドオピニオンで検討してみるのもよいかもしれません。

44 フラップレス手術とはどんな治療法ですか?

骨の状態が良ければ可能です。インプラントの1回法で、さらに進化した手術法です。

フラップレスインプラントは、歯肉の切開が少ないインプラント手術になります。インプラント手術の種類の中では、最も侵襲が少なく、腫れや痛みが少ない手術術式と言えます。

6カ月以上前に抜歯を終えている部分へのインプラント治療になります。歯肉に4㎜径の丸穴を開けて、そこにドリリングしていきます。骨にしっかりねじ込めた場合は、即日仮歯まで進めます。

骨の高さが頬舌で違う場合など、埋入深度が見づらいので、「骨の状態が良い」「付着歯肉と言われる硬い歯肉に覆われている」など、さらに多くの条件が重なっている場合に行います。対合歯との関係や、骨や歯肉の良好な方にのみ行っています。

45 他院で、骨が薄いので手術がむずかしいと言われました。インプラント治療は可能でしょうか？

当院で取り扱っているインプラントは、主にショートインプラントと言われるシステムです。普通のインプラントよりインプラント体が短くても、しっかり噛めるように設計されています。

ご自身の骨が薄く、単純に他院でむずかしいと言われた場合でも、治療可能になることが多いです。

インプラントメーカーにもいろいろあります。「即日負荷に向いているもの」「短いもの」「治療期間が短くできるもの」「仕入れが安いコピー製品」などが存在します。インプラントメーカーは、それぞれ特徴を出しています。

当院では、即時仮歯が必要なときに、スクリュー型インプラント、難症例に対応できるショートインプラントと、2種類のインプラントで治療を行っています。次のようなパターンがあります。

・上顎の場合：上顎洞の中に造骨するサイナスリフトの進化形のパラタルトランスサイナスリフトで対応します。従来の術式と比較して腫れにくく、短期間で歯が入るのが特徴です。上顎骨の奥歯で骨が薄い場合は、その奥にある上顎洞と言われる空間に人工骨を入れて、奥歯部分の骨に厚みを持たせる手術をします。

・垂直的な造骨手術：歯牙の破折や根っこの膿が大きく溜まってしまった方の骨は、大きく溶けてなくなっています。その場合、コラーゲンと人工骨のスポンジ、自己血由来の骨成長因子を混ぜて盛り上げ、骨誘導膜で包むことで、過去にはむずかしかった垂直的な骨造成が可能になっています。

・厚みがない場合：骨を2枚に裂くスプリットテクニックなどを行います。スクリュータイプのインプラントでは、スプリットすると骨のねじ込む圧力がかかり、骨吸収を起こしやすくなりますが、ショートインプラントは、釘タイプなので骨を圧迫する力が弱くなります。そのため、今でもスプリットテクニックが有効な手技となっています。

・水平的な造骨手術：抜歯後、長期間入れ歯を使っていた方などは、唇頬側の骨が吸収してしまい、痩せて薄くなってしまいます。厚みが足りなくてインプラントができない状態を改善するために、人工骨、自家骨でボリュームを増やし、骨誘導膜で包み込むことで骨の厚みを増やしていきます。

垂直的造骨前CT　垂直的造骨後CT

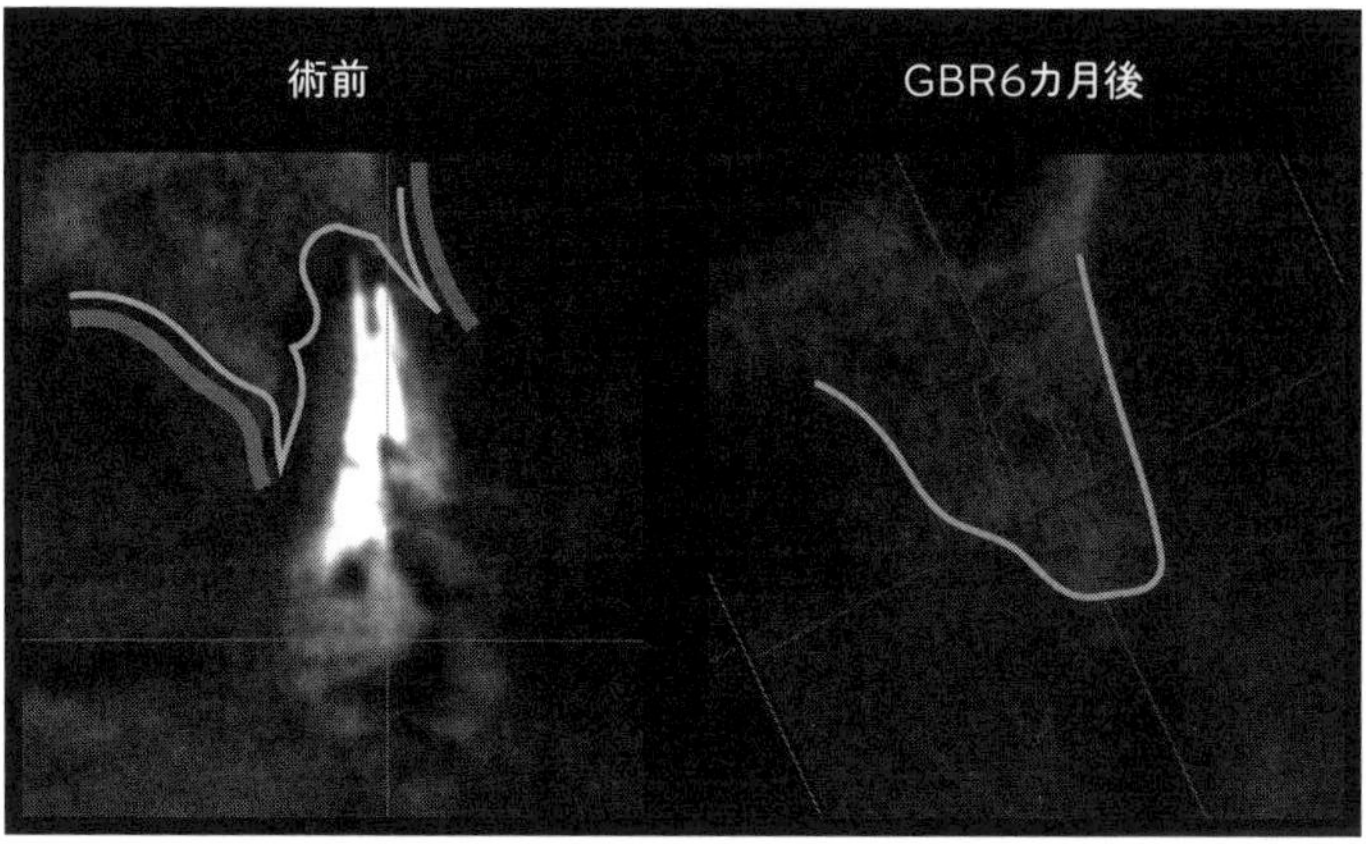

造骨前　造骨後

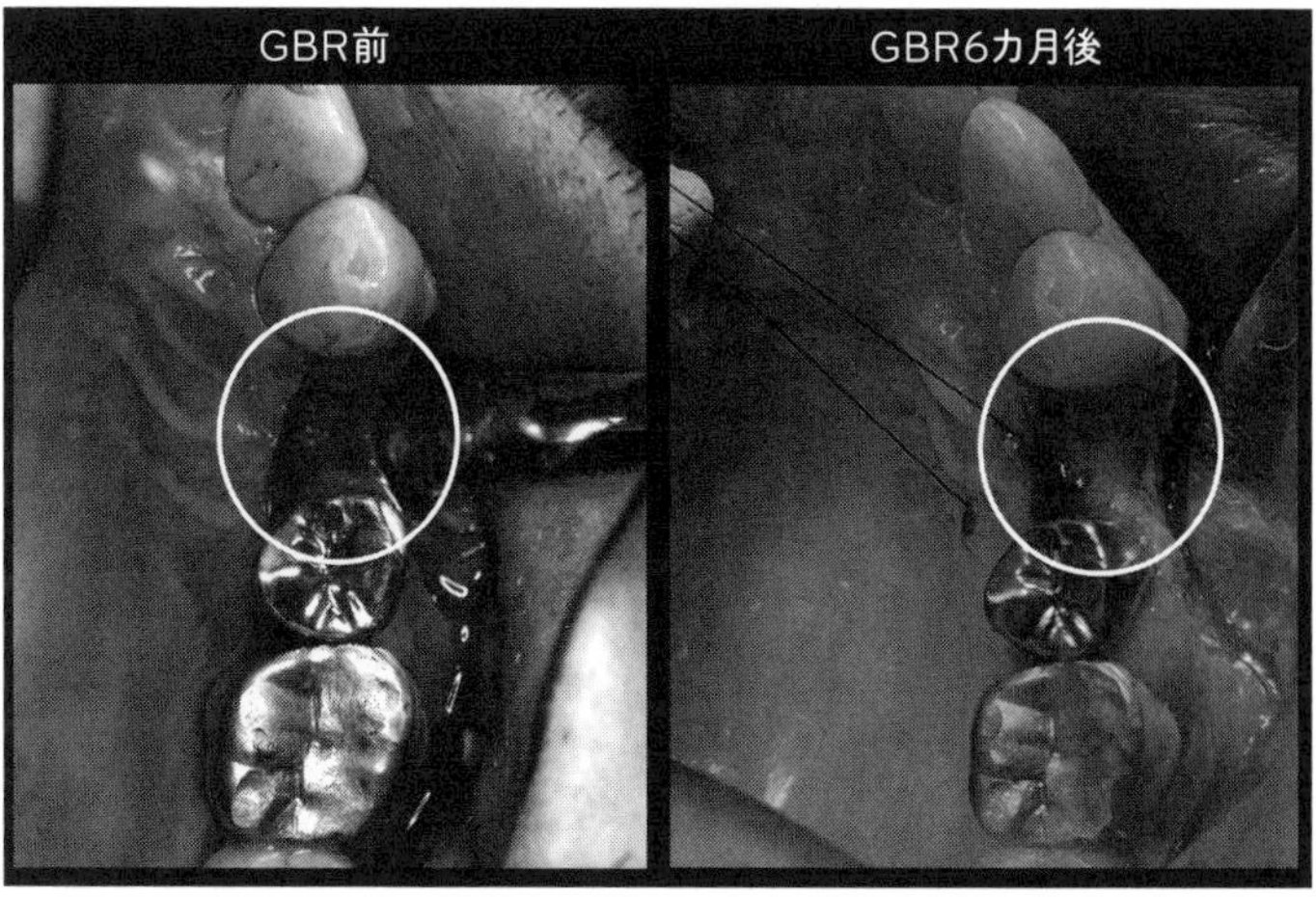

インプラントが「できる・できない」の多くは、その歯科医院で「できる・できない」という意味です。もしくは、その先生の価値観でやめたほうがよいと思っているというのが正しい表現だと思っています。

医科の世界では、がんの手術の場合、「ここではできないから大病院を紹介する」というルールが存在します。しかし、歯科業界では、個人の歯科医院の連携がうまく機能していないため、紹介してもらえないことが多いのが実情です。大学病院では、インプラント治療の取り扱いがない場合も多く、自分自身で探す必要があります。

～噛む力は、生きる力～

噛むことで生命は保たれ、「生きる」ことができます。

自分の力で食事が食べられなくなったら、お迎えがくると言われています。「食べる力」は「生きる力」と思う瞬間でもあります。

たとえば、義歯未使用で歯がない人は、以下のようなリスクがあります。

転倒リスク　2・5倍

認知症リスク　1・9倍

「噛めない＝歯がない」ことで、将来、病気のリスクが高まるのです。歯がないと噛まずに食べ物を飲み込むため、胃腸に負担をかけます。噛み合わせが安定しないと、踏ん張りもききません。体のバランスも崩れます。脳への刺激もなくなります。

「健口」寿命を伸ばすための秘訣は「噛む力」にあると実感しています。50歳を超えた今、健康であることの大事さに目覚め、「健康＝健口」になることに積極的に取り組んでいます。

現在、50代の私は歯並びを矯正して親知らずを抜歯し、すべてのむし歯をセラミックに変えました。そして、毎日の歯磨き習慣と歯

▶歯数・義歯使用有無と転倒との関係

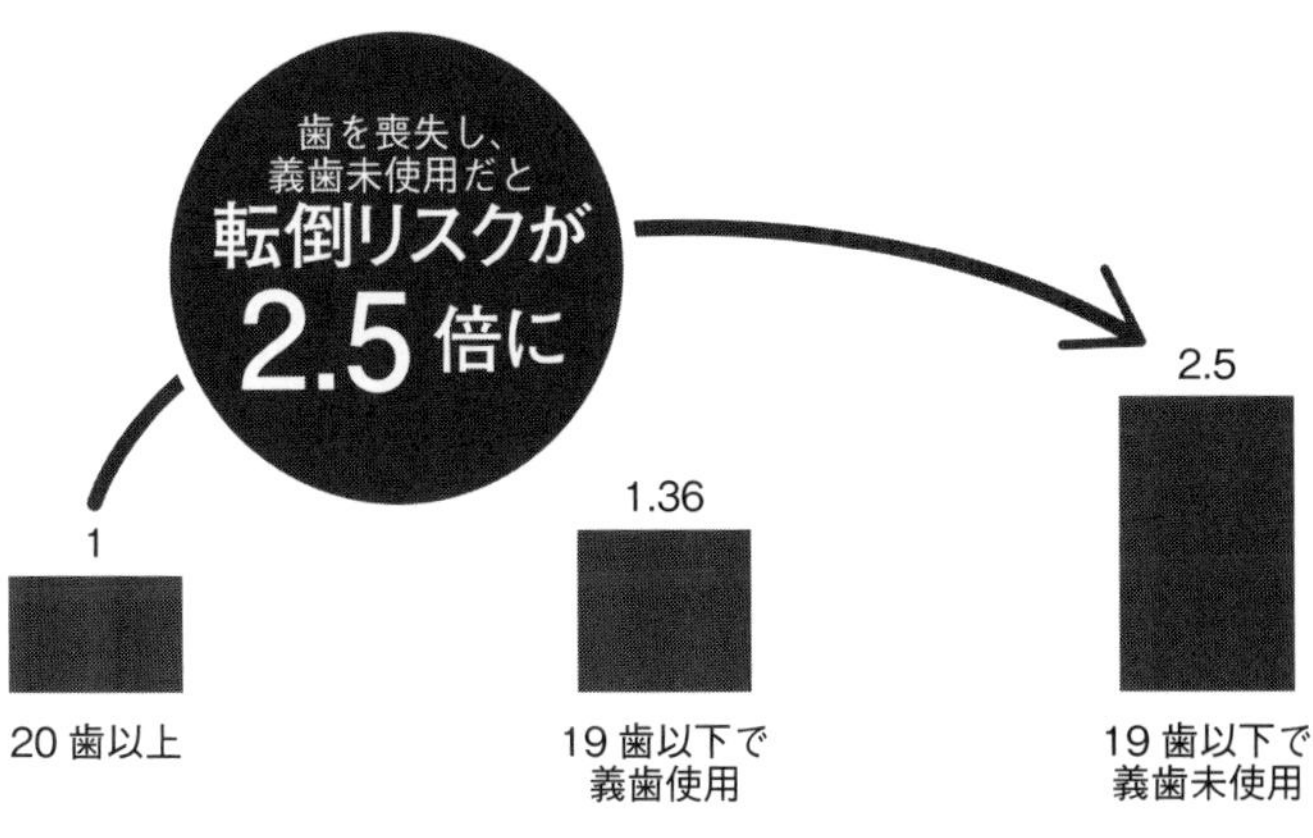

65歳以上の健常者で過去1年間に転倒経験がない人を対象としている

のメインテナンスを続けることで「おいしいものが食べられない」「将来、噛めなくなる」という不安はありません。

みなさんが、もしお口の健康に不安があるなら、現在の「健口状態」を歯科医院で調べてもらってください。むし歯や歯周病を放置するのはいけません。歯がないのなら、入れ歯やインプラントを入れましょう。噛む力を衰えさせないでください。

根っこだけになってしまったり、入れ歯を使わずにそのままになってしまったりしていませんか？

保存できる歯は残し、諦めなければならない歯は、入れ歯やインプラントを検討する必要があります。何歳になっても自分の歯で食事をする。できることなら代用歯としてのインプラントを使用して噛む力を守ってほしいと思っています。

20本以上歯のある高齢者は「明らかに健康で元気に社会生活を営み、楽しい人生を過ごしている」という統計があります。その反面、60歳を過ぎると歯を失う人が増え、噛む力が衰えてきます。結果、噛みにくくなり、食事が満足にできないという人が増えています。

だから、65歳以上の高齢者を対象に国民皆歯科検診が始まろうとしています。歯科検診の義務化で、歯科治療の必要性やメインテナンスの重要性が社会に広まっていくことが期待されます。

いま、歯科医院の役割は、むし歯治療から口腔感染症（むし歯、歯周病）の予防に大きく転換しようとしています。口腔機能の保全のための予防歯科が発展していくことでしょう。

生きがいとは、日々の生活の中で家族や友人と「話す・笑う・歌う・食べる」ことで感じる、幸せな気持ちから生まれると思っています。お口の健康にすべては強く結びついているのです。

歩いて買い物に行ったり、家族や友人と会ったり、旅行や食事を楽しんだりすることは、健康でないとむずかしくなります。運動や趣味で輝くことも健康であればこそ。健康でなければ、何も始まりません。まさに「噛む力」は「生きる力」なのです。

46 骨が薄い場合、どのような治療法がありますか？

骨が少ない、薄い、浅い、いろいろな表現がありますが、骨がなければ作るしかありません。そのためには、人工骨を使ったり、骨誘導膜を利用したりします。インプラント用に削った骨を回収して移植に使うこともあります。抜歯窩を埋め、厚みや高さを増やす手術術式や器具は進化しています。その結果、インプラントができないと言われた方でも、インプラント治療は可能になりました。

さらに、再生療法や理学療法を使うことで、より確実に骨ができるような、補助装置の進化も見逃せません。

・造骨補助装置①再生療法

血液を遠心分離して抽出した骨成長因子（フィブリン）を混ぜることで骨や歯肉の再生の場を作ります。骨は、血液が溜まり、血餅（かさぶた）となり、骨芽細胞が集まって骨が再生します。血液から、抽出された骨成長因子を術野に注入するとより早く骨芽細胞が集まり、骨伝導が起こります。骨の再生が早まります（骨再生に際しては、厚生労働省指定施設の認可を取っています）。

・造骨補助装置②理学療法

骨の成長には刺激が必要です。刺激とは運動、重力です。骨は、刺激がないと弱ります。宇宙飛行士の骨が弱くなることは有名です。宇宙には重力がないからです。この理学療法とは、骨に適切な刺激を与えることで、骨の新生、再生を早めます。

ドイツの解剖学者であるJulius Wolff（1836〜1902年）が「正常にせよ、異常にせよ、骨はそれに加わる力に抵抗するのに最も適した構造を発達させる」という「ウォルフの法則」を提唱しており、この法則を応用しています。
骨再生の場を作るのが「再生療法」、その骨の再生を早めるのが「理学療法」です。

47 上顎への特殊な骨造成法「サイナスリフト」と「パラタルトランスサイナスリフト」の違いはどのようなものですか？

・サイナスリフト（ラテラルウィンドウテクニック）

上顎の奥歯で歯槽骨の厚みが5㎜以下で、2歯以上の広範囲に歯を失った場合に行います。鼻腔につながっている頭蓋骨内の空間を上顎洞（サイナス）と言います。上顎の奥歯を抜歯すると、歯槽骨は痩せていきます。上顎洞が口腔内側に下がり、上顎洞の空間が広がっていきます。

上顎の奥歯部分の歯槽骨が薄くなってしまった場合には、インプラントのボルトの長さ10㎜を確保するために、粘膜を大きく切開・剝離をしていきます。上顎骨側面からアプローチして上顎洞粘膜（シュナイダー膜）を持ち上げ、その下に人工骨を注入し造骨する方法です。口腔内からアプローチをするので、顔を傷つけることはありませんが、大きく歯肉を剥離するために腫れてしまうのが難点です。

歯肉を縫合して半年間待機することで、人工骨は本物骨に置き換わり、1年間かけてゆっくり硬くなります。インプラントの植え込みは、同時もしくは半年後に行います。

骨が硬くなったころ、インプラントと骨結合も進みます。約1年後、インプラントの本歯が取り付けられ、噛めるようになります。

デメリットは、腫れることと治療期間が1年程度かかることです。侵襲のある治療法で、患者さんには「かなりシンドイ治療だ」といつも説明しています。

・パラタルトランスサイナスリフト

2013年より米国のボストンにあるバイコンインプラント研修センターに通って習得しました。サイナスリフトの代わりに上顎洞に造骨するテクニックです。

広がった上顎洞に対して、歯槽骨（歯のあった部位）から特殊な器具で上顎洞粘膜（シュナイダー膜）を持ち上げ、人工骨を注入し造骨します。歯の元々あった場所（歯槽頂）からアプローチをし、小さく歯肉を剥離するだけのためにほとんど腫れません。

インプラントを同時に埋入して歯肉を縫合します。半年間待機すると本歯が入り、噛めるようになります。切開、剥離の量が少なく、低侵襲で腫れにくい治療法と言えます。サイナスリフトは、パラタルトランスサイナスに進化しました。その結果、治療期間が短くなり、手術時に同時埋入が可能になりました。上顎の奥歯のインプラント手術での切開面は小さく、腫れにくい手術術式へと進化しました。

さらに、専用器具が、＃1・2・3だけでなく、＃4・5、ついには＃6と器具が増えることで適応症の範囲も拡大しています。今では、ほとんどの症例で腫れや痛みを伴う従来のサイナスリフトは、しておりません。

	手術回数	治療期間	腫れ・痛む
サイナスリフト	2回（時に1回）	1年	あり
パラタルトランスサイナス	1回	半年	少ない

注：治療期間や腫れには個人差があり、平均的なものとお考えください（毎月行っていたサイナスリフト手術は、現在、年1回程度に減っています）。

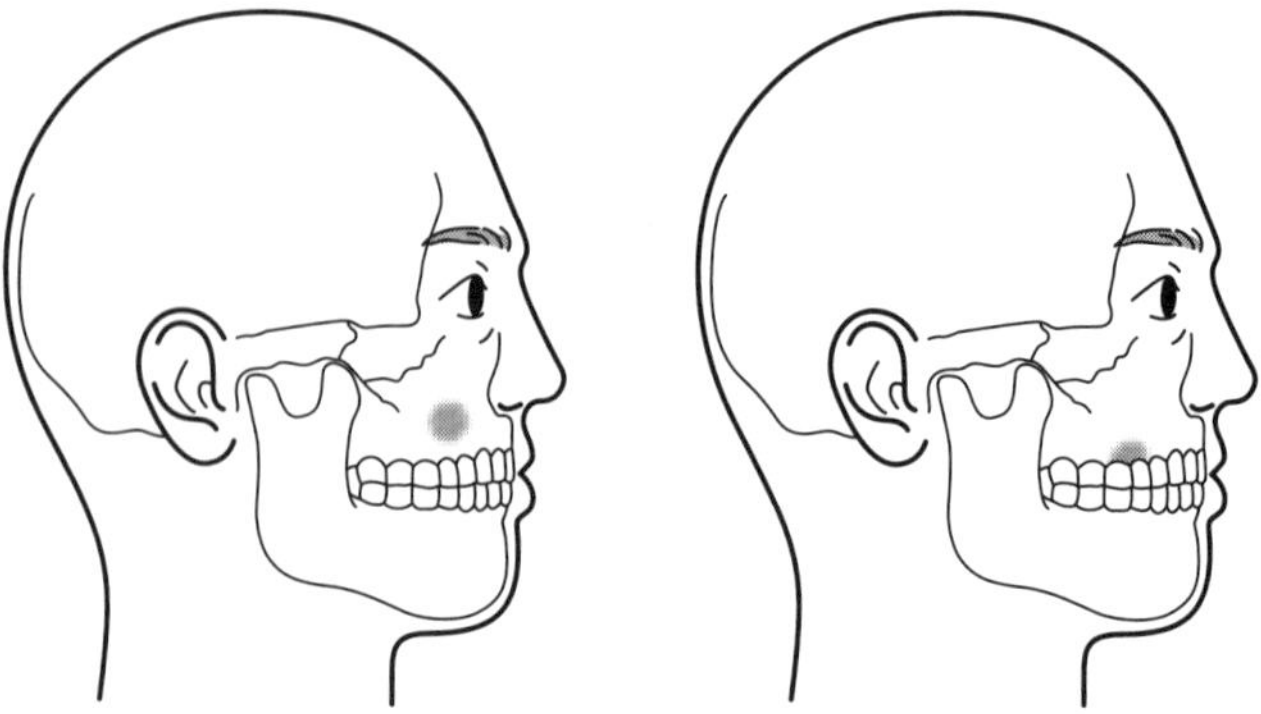

サイナスリフト
頭蓋骨側面から行う

パラタルトランスサイナスリフト
元の歯があった場所から行う

主に手術する部位を変えることで腫れや痛みが軽減される

▶ パラタルトランスサイナスリフト

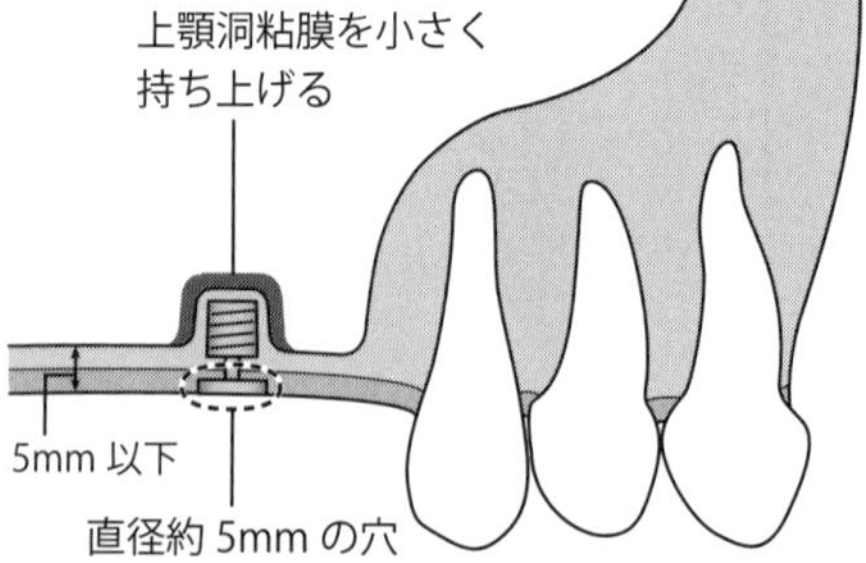

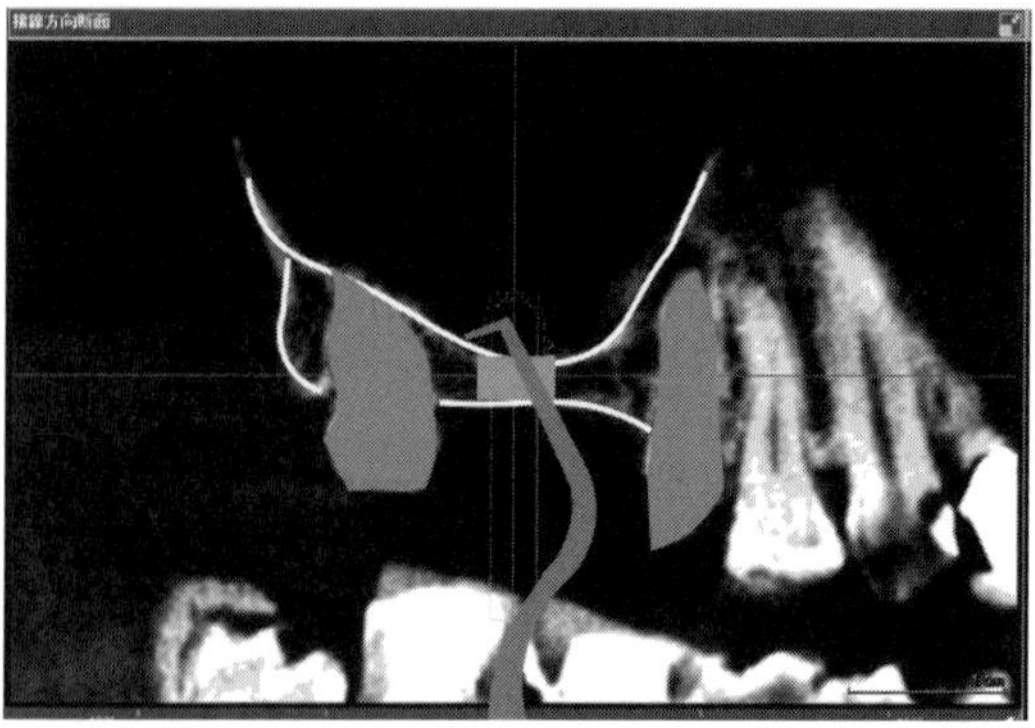

歯のあったところから専用の器具を使って治療を行う

▶サイナスリフト

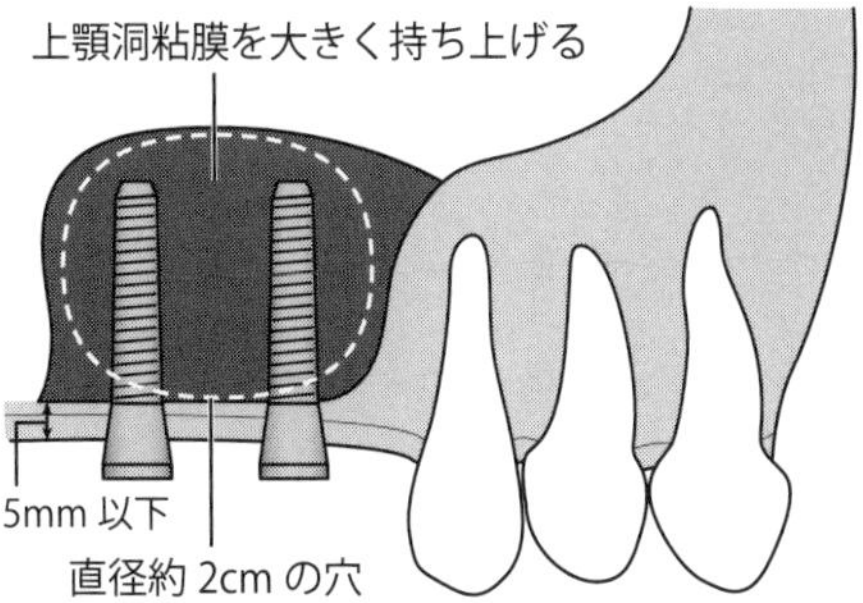

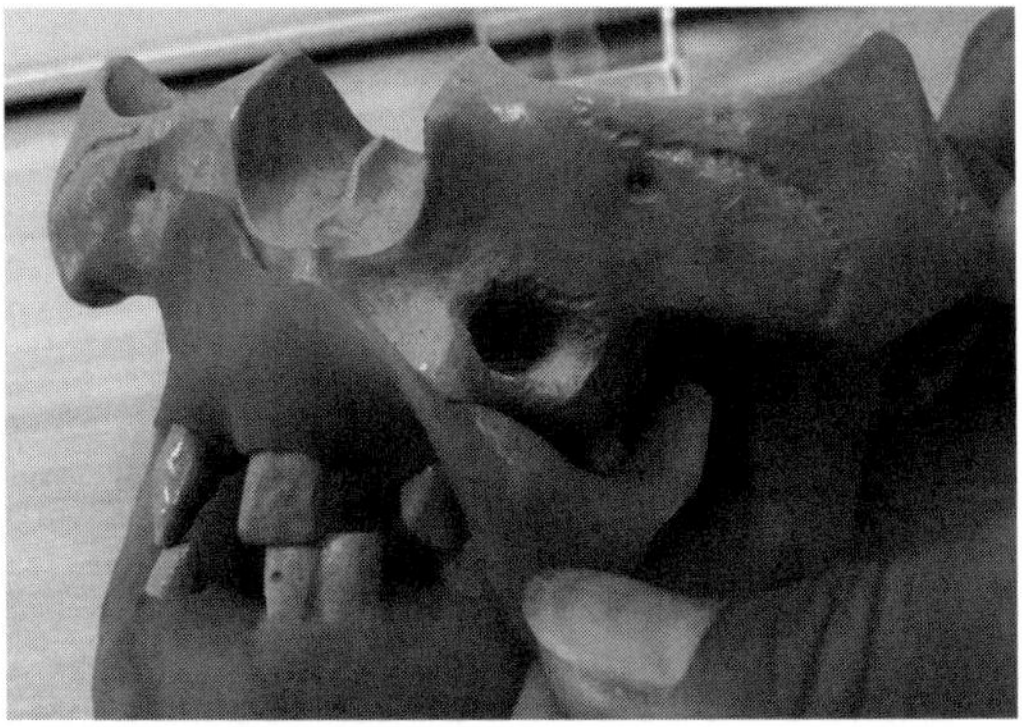

頭蓋骨側面に骨開削する

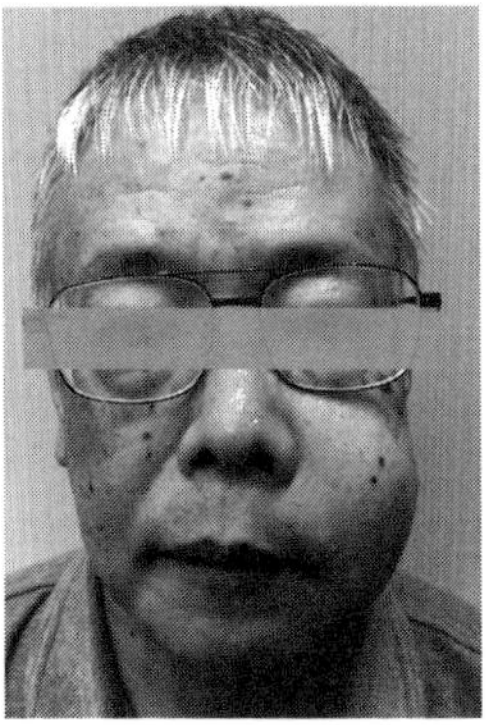

大きく歯肉を剝離するため腫れてしまう

48 「光機能化インプラント」とはどのようなものですか？

「光機能化インプラント」は2009年にUCLAの小川隆広先生の研究室より発表された技術です。

「光機能化」は、紫外線でインプラント体の表面性状を変えるものです。インプラントは、作られた直後は親水性ですが、実際にオペで口腔内（＝骨）に入れられるまでに数カ月から数年が経過します。その結果、インプラント表面に炭素層ができてしまい、疏水性に変わってしまいます。疏水性になったインプラント表面は、血液に馴染みが悪く、骨芽細胞などものりにくく骨結合が遅くなってしまいます。その疎水性のインプラント表面に紫外線を当てるのです。

紫外線の当たった、インプラント表面の炭素層は、分解し除去されます。その結果、製品ができたときのように親水性になり、インプラント表面に骨芽細胞がのって骨結合による治癒が早まります。

現在のインプラント治療では、インプラントの骨の接着面積は40～60％程度が限界です。これでも十分ですが、小川先生の研究では、ある特定の光の波長をインプラントに当

▶インプラント表面の親水性の推移

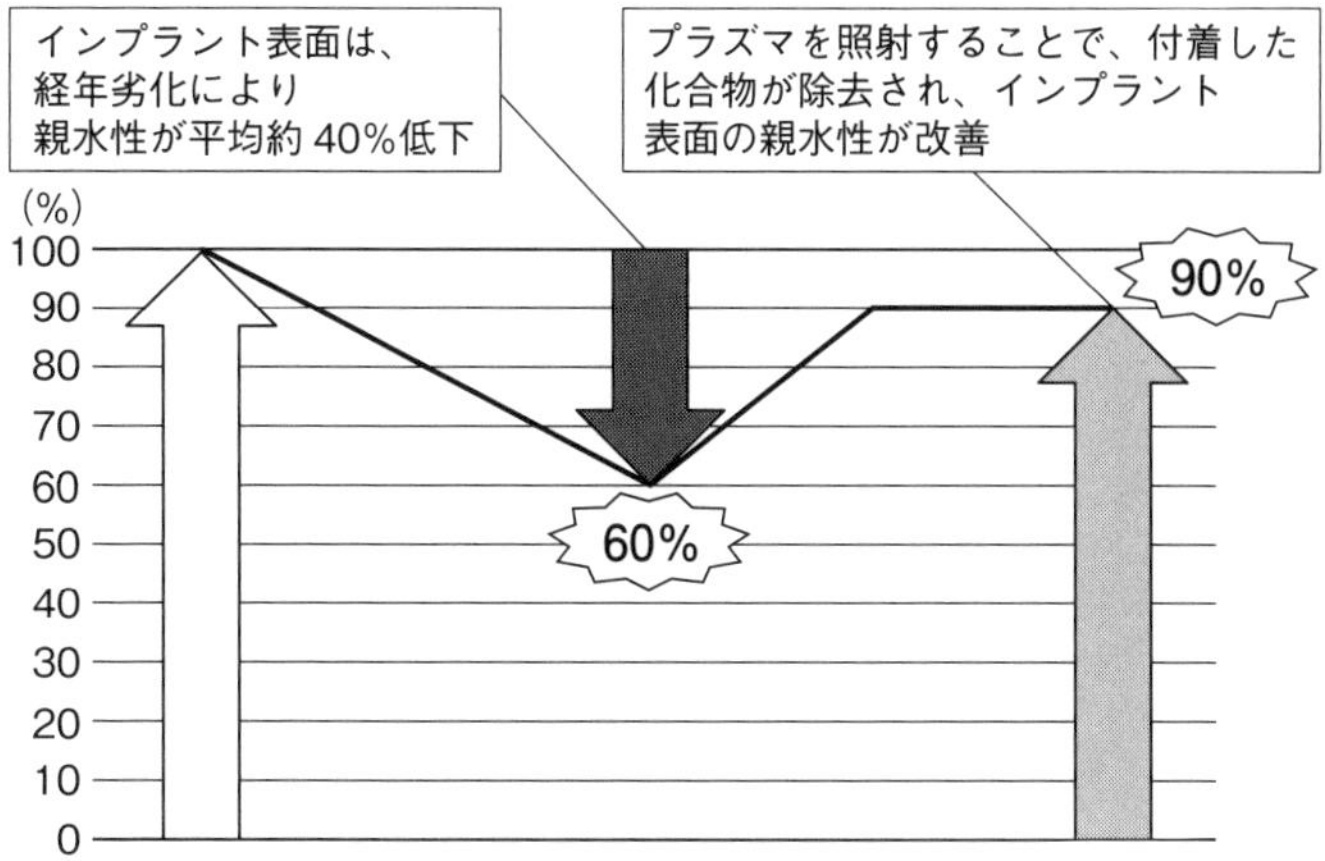

出典：Acta Biomaterialia 5(2009) 2222-2229

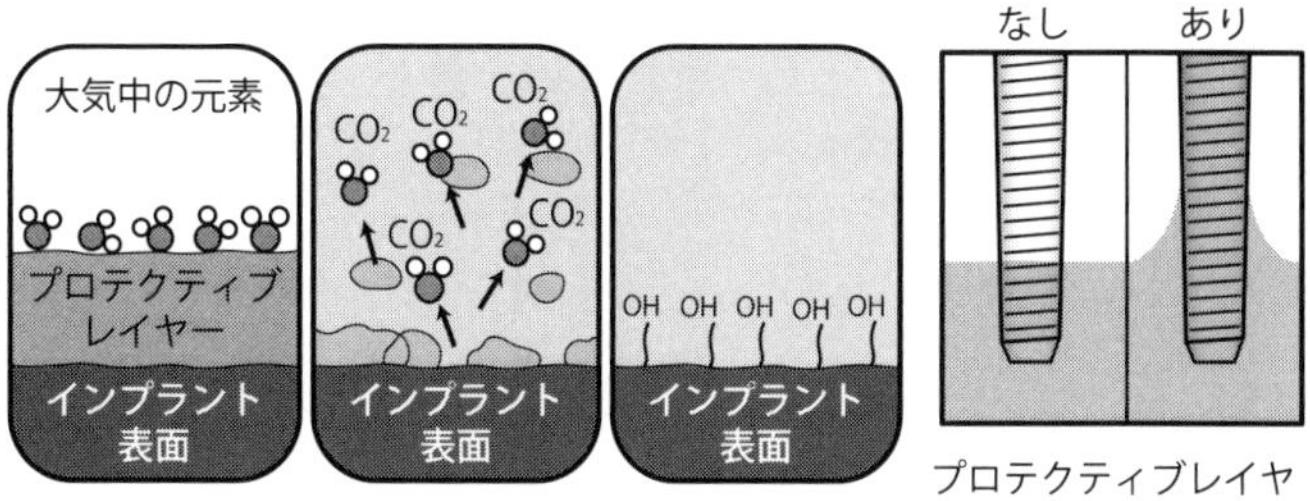

プロテクティブレイヤーの仕組み

プロテクティブレイヤーの有無によるインプラント表面の接触角

Rational design and in vitro characterization of dental implant and abutment surfaces for balancing clinical and biological needs. Milleret V, et al. Clin implant. Dent. Relat. Res. 2019;21;e15-e24.

てることで、インプラントと骨が約98・2％まで接着することができるというものです。

この技術で、インプラントと骨との接着スピードが今までに比べ4倍早まるなど治療期間の短縮が可能となりました。また、安定性や成功率も向上し、今までよりも約3倍、接着力が高くなるという結果も出ています。この技術はインプラントにとって大きな技術改革の一因となるでしょう。

49 未来の骨再生加速装置（理学療法）「フォトバイオモジュレーター（PBM）」とはどのようなものですか？

フォトバイオモジュレーター（PBM）とは、「光科学」を応用した、痛みが少なくなる、歯肉・骨再生が早まるインプラント補助治療装置です。

これは、生体細胞内にあるミトコンドリアを活用したもので、骨や歯肉に光を当てると生体細胞内のミトコンドリアが作用します。

光の当たった生体細胞内のミトコンドリアは、活性化して細胞エネルギーのATP（＝アデノシン三リン酸）の増産が起こり、骨芽細胞、上皮細胞などの活動が促進されます。骨や歯肉の再生が早まることで治癒が早まります。これは、痛みが少なく、治癒の早いインプラント治療につながります。

セラミック歯の装着後にもインプラント周囲組織が安定するまでの1年程度、ＰＢＭを使用することでインプラント周囲炎の予防にも効果を表します。

２０２２年、韓国のソウルにて、カナダ在住の歯科医師で事業家のアラン先生が訪韓した際に、私は最新のインプラント治療の補助装置としてフォトバイオモジュレーターのメカニズムの講義を受けてきました。

50 粘膜移植はどんな治療法ですか？

粘膜移植は、インプラント周囲の歯肉の状態を整えるために行います。インプラントの

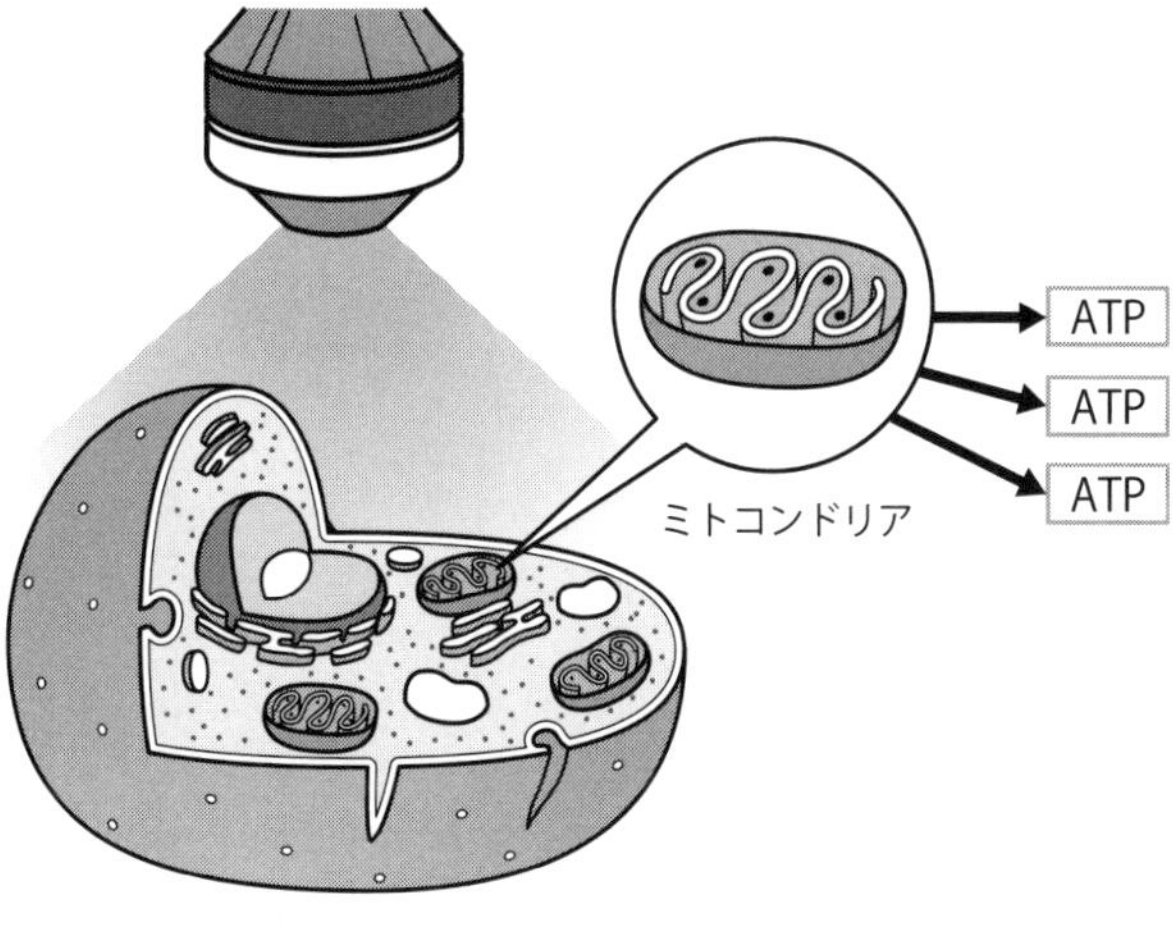

歯肉移植は、歯周形成外科の分野で比較的新しい学問となります。

歯肉の周囲の状態次第で、インプラント周囲炎になりやすかったり、歯肉退縮の原因になったりします。そこで、歯肉の条件が悪い場合には、歯肉の移植を行っています。

歯肉は、上皮、結合組織、骨膜の三層でできています。結合組織は、歯肉の中の真ん中の構造物です。結合組織に厚みがあると、歯肉退縮が起こりにくくなります。

そこで、歯肉が薄いときには、パンチアウト時にロールテクニックで歯肉の厚みを増やすようにしています。また、口蓋部から歯肉を削いで、インプラント手術時に同時に結合組織移植を行うこともあります。

術前の診査の際にチェックしています。結合組織が薄いのは主に前歯です。骨幅も狭く、歯肉の厚みも薄いのが解剖学的な特徴です。これが、前歯が審美的にむずかしいと言われる理由です。そのため、前歯のインプラントはやらない歯科医院が多くなります。

口腔粘膜は、角化歯肉（不動粘膜）と可動粘膜から構成されています。歯牙は角化歯肉に囲まれていて、歯牙の周囲歯肉が動かないことで歯周ポケットが開かず、歯周病に強い組織として維持されています。

しかし、歯周病で歯肉が下がり、角化歯肉がなくなってしまう場合があります。その場合には、抜歯した後の歯肉にも引き継がれてしまうので、角化歯肉がなくなって抜歯後の歯肉が治癒することもあります。その場合は、切開で角化歯肉を移動して、インプラント周囲に角化歯肉を作る方法を行います。

また、角化歯肉がまったくなくなってしまっている場合もあります。もともとの歯牙の状態から小帯という組織に近接している場合もあります（予後に悪影響を起こしやすいです）。

歯周病が進行して歯を失った場合では、インプラントをしてもインプラント周囲炎になってしまうことがあります。その場合は、角化歯肉移植や小帯切除などを行い、インプラント周囲の歯肉状態を整えるようにしています。

～私のインプラント「学びの歴史」～

・1990年、日本大学松戸歯学部卒業

インプラントは、骨のあるところに入れる時代。簡単なソケットリフトと言われる術式から始まり、サイナスリフトと言われる上顎洞に骨を作る手技について、大いに話題になっていました。

そのころ大学を卒業した私は、インプラントを専門に行っている歯科医院に勤務し、院長先生が行うインプラント手術を見学していました。学生時代には、インプラントの講義は合計1時間しかなく、それもインプラント否定派の先生の講義だったのでネガティブな話だけを聞いて卒業しました。

勤務先のインプラントを見て、自分の中でインプラントが大きく変わり「学んでみたい」と興味の対象となりました。「いつかサイナスリフトをやってみたい！」というのが、そのころの壮大な目標でした。

・勤務医時代

インプラント歯科医師の橋口先生の下、初めてのインプラント手術を行いました。院長先生が前に立って指導を受けたことが良い思い出です。長く勤務させていただきましたが、最後には、事前カンファレンスをするだけで、思い通りの治療計画でインプラントをさせてもらえるようになりました。

・2006年、開業

上顎洞に骨をつくるサイナスリフト、水平的な骨造成術など、さらに高度な技術を習得するために、マロ・デンタル＆メディカルの下尾先生の指導を受けるようになりました。何度も一緒に手術をすることで、上顎洞へのサイナスリフトや前歯の手術、歯肉移植について学びました。

・2013年、ドイツの世界デンタルショーにて

バイコン社のインプラントに出会い、ショートインプラントの優位性、抜歯即日埋入手術を知り、ボストン研修センター（米国）に通い平山先生（米国歯科医師）から技術の習得。パラタルトランスサイナスリフトをやり始めました。

・2017年ごろ、理学療法、骨再生技術、コラーゲン骨の導入（水平的な骨造成から、垂直的な骨造成まで可能な時代）

顎の奥や、脚からの骨移植など行っている時代から、人工骨、血液由来の骨再生療法、骨の成長を早める理学療法が合わさり、腫れや痛みの少ない低侵襲性の骨造成技術が進んできました。

卒業して20年を越え、多くの指導者に出会いインプラント技術を習得してきました。噛めればよい時代から、腫れずに噛めるようにする時代にインプラント治療は、進歩してきました。卒業時には、「いつかサイナスリフトをやってみたい」と願い、初めて1人でやり切ったときには涙が出ましたが、今はその技術も陳腐化してしまい、ほとんど使わなくなりました。

その後は、ショートインプラントを使い骨造成を減らし、腫れや痛みの少ない手技を習得しました。骨の再生療法、理学療法が、新たに私のインプラント手術をサポートしてくれます。

また、ピエゾトーム（超音波切削器具）、ペリオトーム（抜歯器具）、小さいサイナス剝離子、小さい骨鋭匙《えいひ》（従来よりも小さく抜歯即日埋入手術に必須器具）などの新しい機材の登場により精度の高いインプラント手術を可能にしてくれます。もちろん、院内でサポートしてくれるメンバーの存在も欠かせません。いつも、感謝しています。

口腔内のどこにでもインプラントが、できるような技術が一般的になってきました。し

▶ショートインプラントのもたらす世界

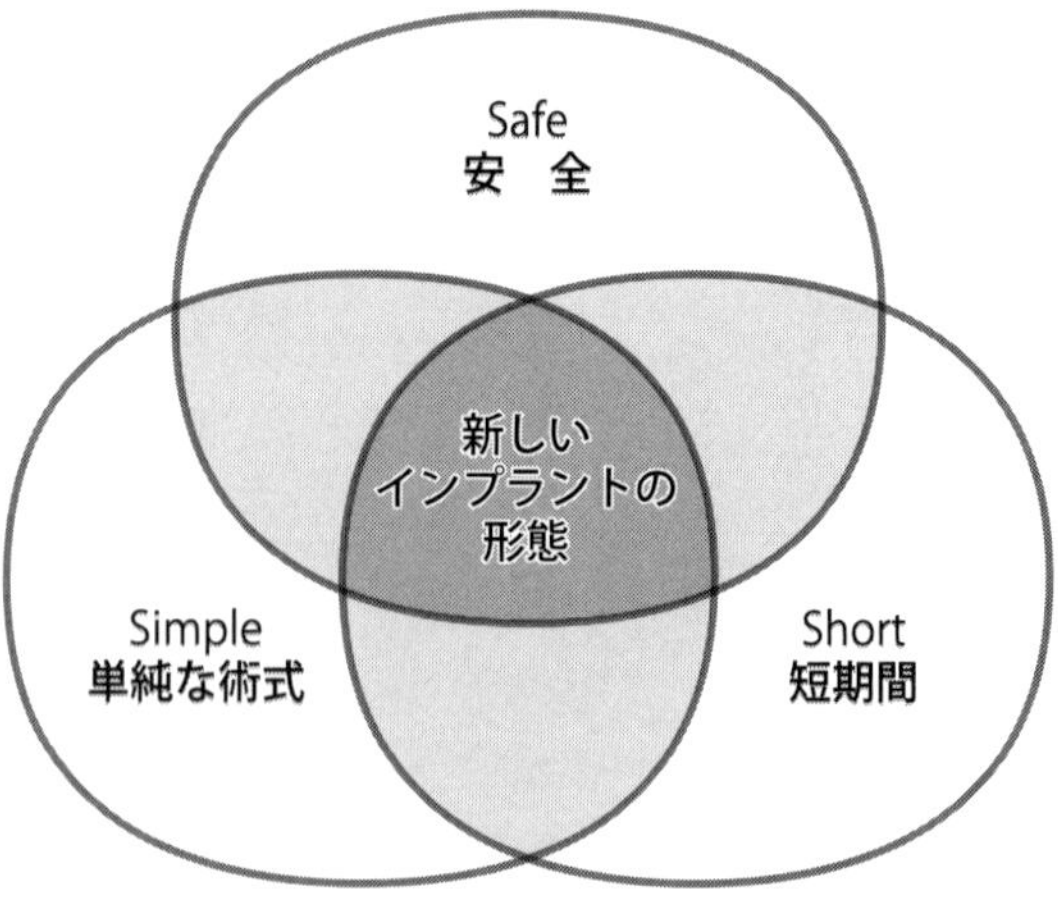

かし今は、腫れや痛みが少なく低侵襲で、短期間で噛めるようになるインプラント治療が求められるようになっています。

インプラントの治療計画の説明を受けるときに「私の骨の状態はどうですか？」などと確認すると、その先生がどの時代の考え方なのかを理解するヒントになるかもしれません。

51 大きな骨移植をする場合はどんな治療で、費用はどれくらいかかりますか？

インプラントは、骨がないとどうにもなりません。そこで、骨が薄かったり、高さが足りなかったりする場合には骨移植をします。

骨を取って別の場所に移植する方法には不安があると思いますが、実際にはどうなのか説明します。

移植骨は、患部の周囲から採取します。かつてはオトガイ部、下顎の親知らずの部位や腸骨、脛骨など別の部位からも採取していました。今は自家骨や人工骨、手術部位に自己血液由来の成長因子を混合、骨誘導膜、理学療法を併用して行います。

骨を取った場所には、人工骨やコラーゲンを挿入します。数カ月すると、骨は元のとおりに再生してきます。

また、移植した部位では、周囲骨となじみ、その場所に定着します。自家骨の量が足りなければ、人工骨を多めに混ぜて挿入して骨造成を図ります。時間はかかりますが、今では骨を増やすことが可能となっています。

骨移植時には、粘膜の延長を伴うことが多いため、減張切開をします。また、メンブレン（骨誘導膜）を使用します。

複雑な手技を用いて骨造成は行われます。粘膜を薄く切って伸ばして縫合しますが、その際に傷口が開いて感染することもあり、高い技術が必要とされます。また、骨移植、骨造成を伴うインプラント手術では腫れることが多くなります。

移植手術は点滴麻酔下で行っています。時間がかかり、腫れや痛みのコントロール、姿勢の保持をしっかりと管理するために麻酔科の先生を呼んでいます。

そのため、骨移植の費用は11万円（税込）です。また、点滴麻酔の費用11万円（税込）が別途必要になります。理学療法は1万2100円（税込）です。

骨移植をすることで、インプラントの適応範囲は広がります。インプラントができないと言われた方は、ぜひ「腕に覚えあり」という歯科医師を探してみてはいかがでしょうか？

【金額参考例】
骨移植の費用　11万円（税込）
点滴麻酔の費用　11万円（税込）※再生療法を含む
理学療法　1万2100円（税込）※外科用の歯ブラシ・うがい薬を含む
（合計）23万2100円（2022年7月現在価格）

52 低速無注水ドリルによる自家骨移植について教えてください

バイコンインプラントのドリルキットには、非常に大きな特徴があります。低速無注水法と呼ばれています。

バイコンインプラントのドリルキットは、低速無注水（50回転／分）で使用するため骨にダメージを与えません。インプラント用に骨を削っていく途中に出てくる骨削片を採取し、周囲で骨が足りないところに充填することもできます。

この方法を使用すると、骨削片はかなり多く採取可能です。骨削片は、もともと本人の体の一部だったものなので、非常に安全な移植材＝移植骨となります。骨削片は、骨細胞の塊です。再生能力が高く、骨折の治癒のごとく歯槽骨（顎骨）と一体化します。

移植材の量が不足した場合には、人工骨を混ぜることで量を増やしていきますが、自家骨の配合量が多いほど骨の再生は早くなります。

インプラント埋入する穴から採取された骨だけでは量が足りなければ、周囲骨を削って移植骨とします。ホールソーという、りんごの芯抜きのような骨採取専用のドリルを使用します。採取した部位には、人工骨を止血も兼ねて置いておくことで自然に治癒します。

骨を削る方法は、主に2種類あります。ひとつは今までお話しした「低速無注水」で、

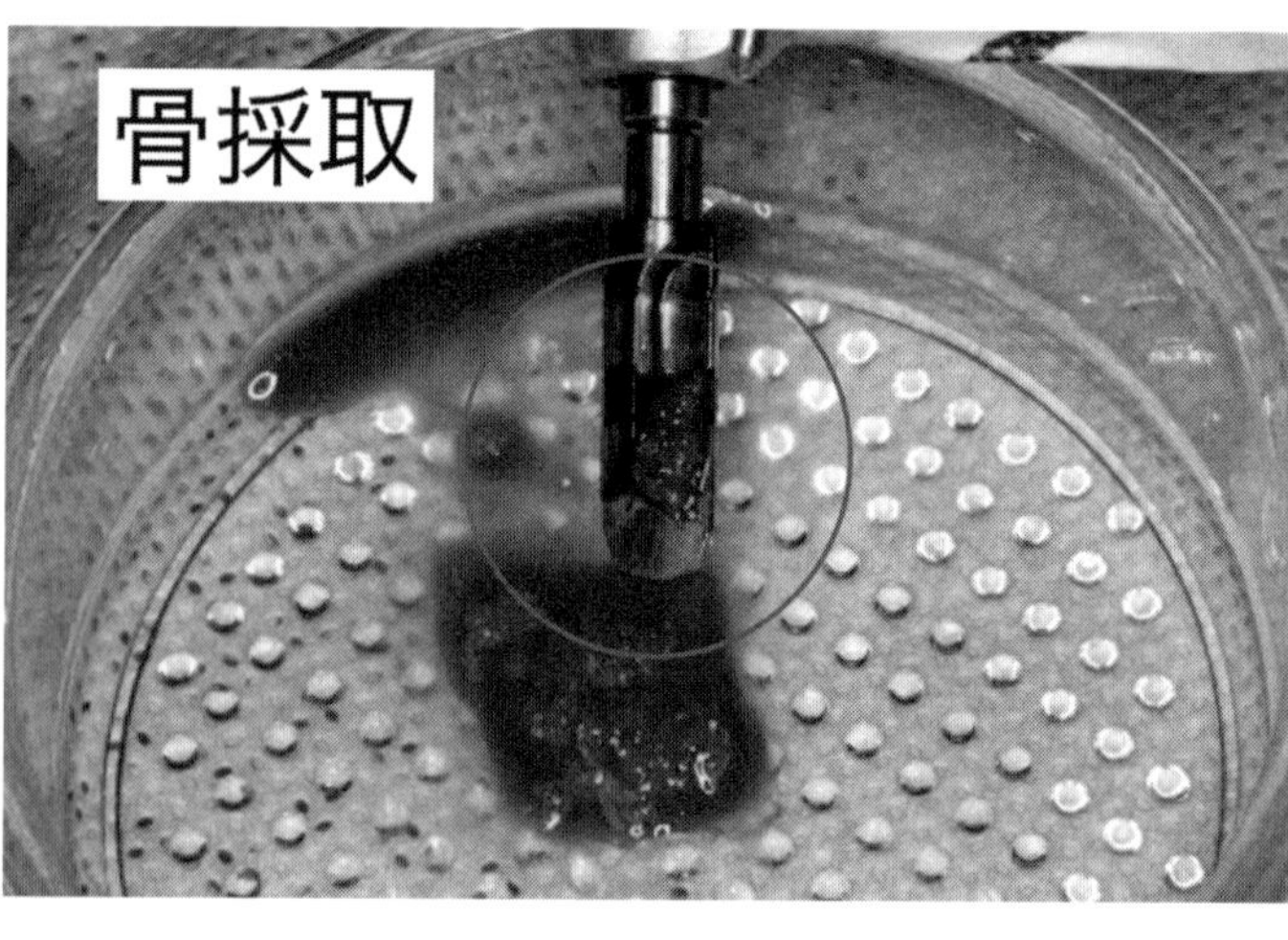

もうひとつは「高速注水」と呼ばれています（こういう言い方はしませんが、便宜的に名づけましょう）。

「高速注水」は一般的に、800~1100回転／分でドリルを行います。高速回転時の発熱は水をかけて冷やし、インプラント窩内の骨が熱で火傷しないようにコントロールしています。高速回転と注水はセットで行います。注水すると、ほとんどの骨は水と一緒に流れてしまいます。

低速無注水によるドリル切削によって、熱で火傷することなく自家骨採取されます。人工骨を混ぜても再生能力の高い造骨手術が可能となりました。

PART 5

インプラントの手術についてもっと知りたい

53 インプラント埋入手術について教えてください

歯科用麻酔をして歯肉を切開、剥離します。その後、ドリルで骨に穴を開けて、インプラント（ボルト）を埋め込みます。

切開した歯肉を縫合して、手術は終了します。翌日、腫れや痛み、出血など確認のために消毒に来院。1週間後に糸抜きをします。

54 インプラントの手術時間を教えてください

手術時間は30分~1時間ですが、術前の口腔内清掃、レントゲン、止血など含めて2時間程度お時間をいただいています。

手術当日は、自宅に戻って安静に過ごすことをおすすめします。手術後の痛みは、麻酔の切れたころ、2~3時間後に起こります。痛み止めのお薬は、帰宅後を目安に服用しましょう。

インプラント手術は、歯肉を切ったり、骨を削ったり、歯肉を縫合したりします。歯肉や骨にダメージを与えることにより2〜3日痛みを感じたり、1週間から10日ほど腫れる可能性があります。

手術当日の運動や飲酒については、腫れや痛み、出血など増悪因子となるので、手術当日は控えていただくようお願いしています。それらを踏まえて、当日は入浴を控え、シャワーを浴びる程度で早めに休まれるほうがよいでしょう。

55 セデーション（静脈内鎮静法=点滴麻酔）について教えてください

セデーションをする場合は、麻酔科の先生が点滴をした後に眠り薬を入れ、注射麻酔を行っています。

眠り薬には、健忘効果（手術中の記憶を消す効果）があり、ほぼ意識のない状態で手術を行います。「眠って起きたら手術が終わっていた」という状態を作り出します。

セデーションをしながらの手術では、痛みと手術中の不安、血圧、呼吸、心電図などが安定的に保つように麻酔科の先生がお手伝いをしてくれます。

手術中の記憶はなくなります。しかし、手術中に話しかけても返事ができる程度に寝ているだけで全身麻酔とは異なります。当日、帰宅が可能です。

高齢の方や有病者の方、痛みや手術が不安な方のほか、手術時間がかかり大きな骨造成が必要な症例の場合には、積極的にセデーション下でインプラント手術を行っています。

麻酔科の先生の日当と麻酔薬代が別途必要になるので、ご注意ください。

また、再生療法を併用するときにも行います。人工骨に骨の成長因子を混ぜることで骨の成熟（硬化）を早めます。

ご自身の血液を採血し、遠心分離をして骨の成長因子（フィブリン）を抽出する再生療法をする場合は、手術中に麻酔科の先生に採血や遠心分離などを同時並行で行ってもらいます。ご自身の血液由来の成長因子なので、未知の病原体も含めて不安な要素はありませ

▶オペ風景　術者（右）と麻酔科医（左）

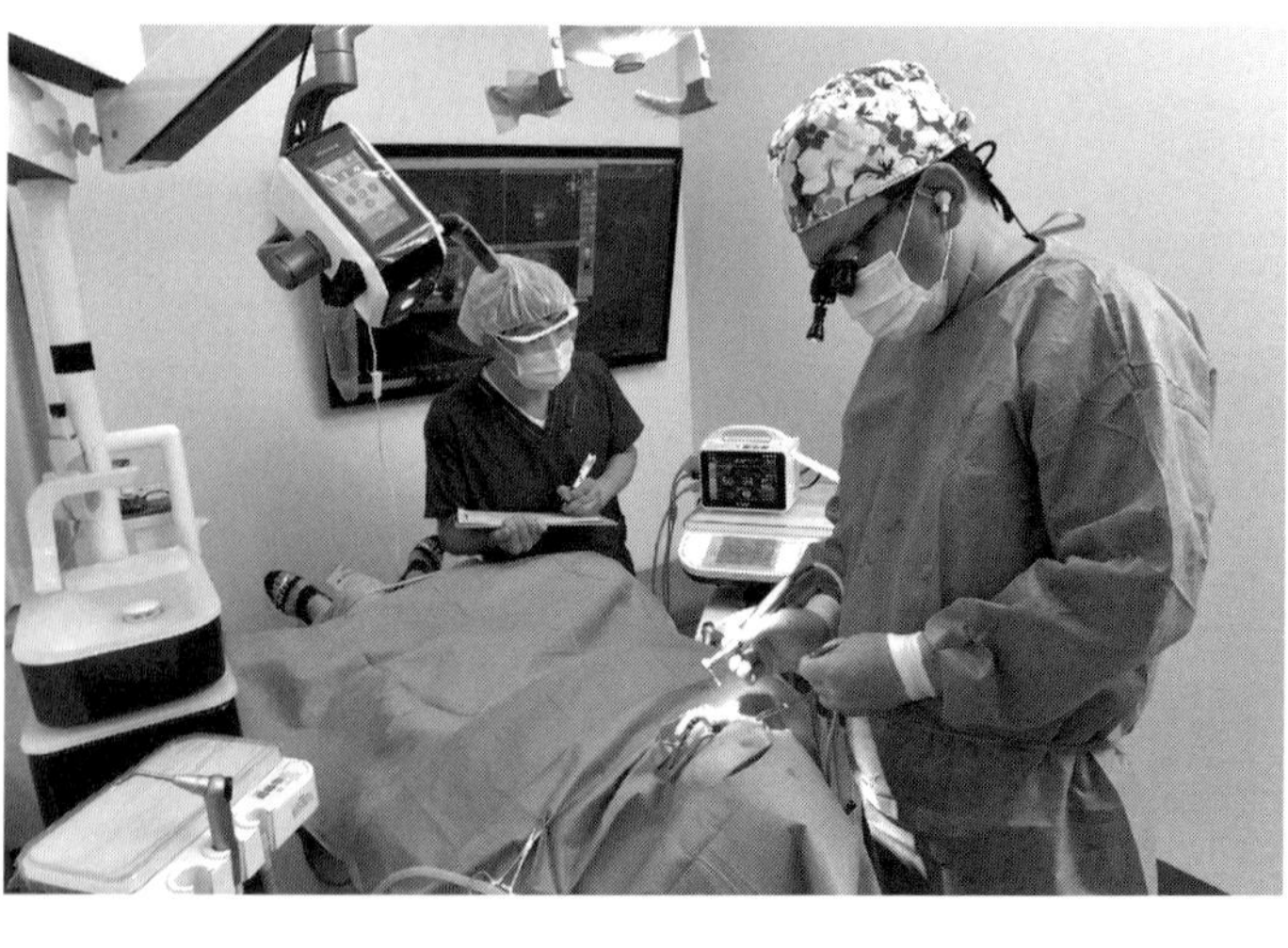

ん。純粋に骨の再生を手伝ってくれます。

56 サージカルガイドとガイドサージェリーとは何ですか？

2013年にインプラントシミュレーションとインプラント・サージカルガイドが連携して作られるようになり、ガイドを使った手術ができるようになりました。インプラント手術のイノベーション（革新的な技術）が起こったのです。

それまでもCTを見ながらシミュレーションをしていましたが、実際には「絵に描いた餅」で、切開して骨を見ながら現場で手術するのが「熟達した歯科医師の技だ」と言われていました。

私自身、「シミュレーションしても、その通りになんてできない」と感じていました。しかし、今では、シミュレーションを行い、その埋入部位に正確なドリルが可能な時代になっています。インプラント手術を支援してくれるのです。

2012年に香港で研修会があり、サージカルガイドのコンセプトを聞き、試作品を見て「未来のインプラント治療だ」と確信しました。

「サージカルガイド」とは、ドリルを正確に行うためにライフルのスコープの役割をするもので、コンピューターによるシミュレーションを的確に反映させます。サージカルガイドを含めて、その一連の手術様式を「ガイドサージェリー」と呼びます。

滑る血液、硬い骨、前からしか視野はなく、薄暗い口腔内で1㎜以下の精度でシミュレーション通りに手動でドリルを動かすことは非常に困難です。だからこそ、サージカルガイドが必要なのです。

サージカルガイドも半透明のプラスチックを削る時代から、3Dプリンターを使用する時代となり、適合精度が上がっています。それによって口腔内でのガタツキは大きく減少しました。

また、手術中に口腔内に入れるにあたり、滅菌できる素材（プラスチック）が登場したこ

▶サージカルガイド

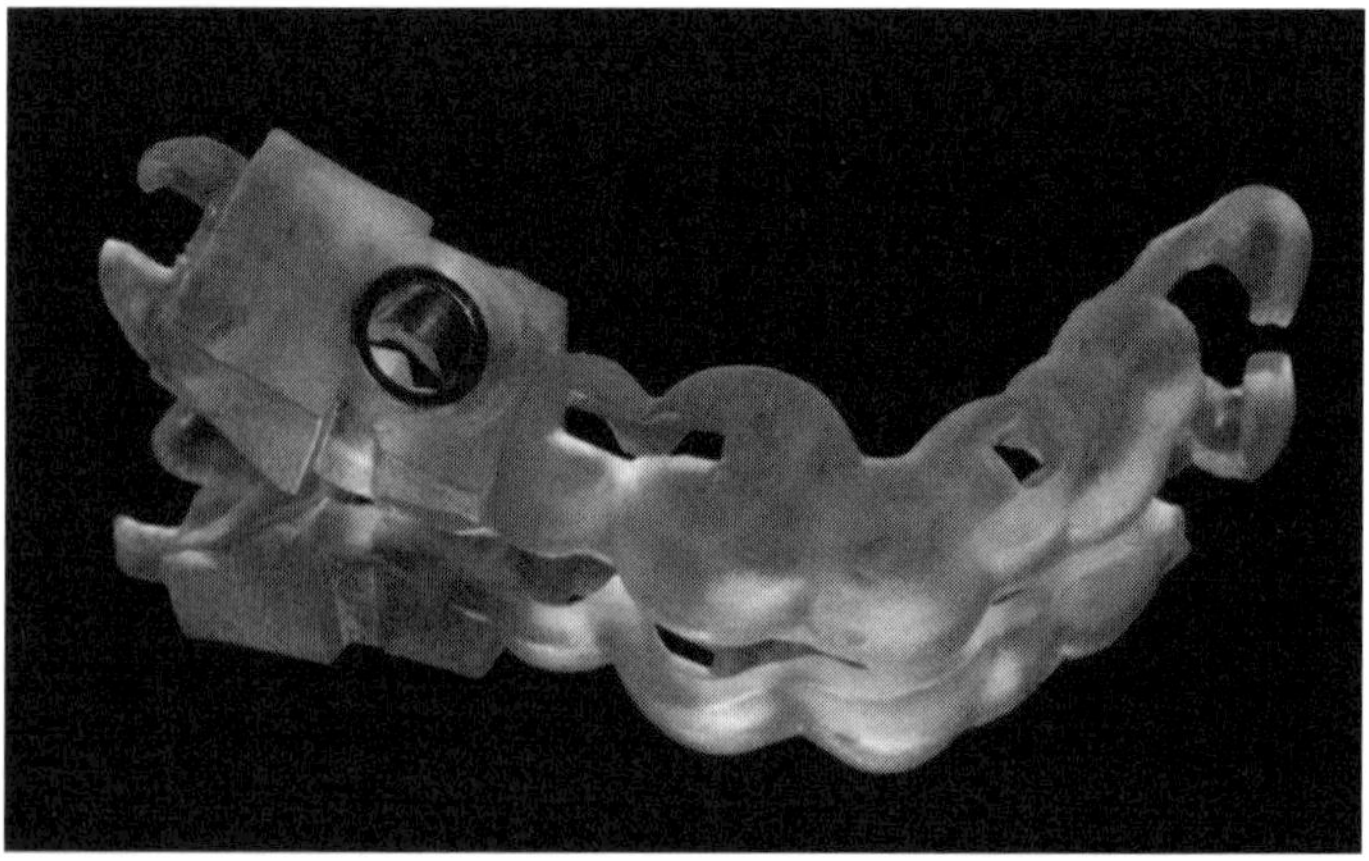

とで感染対策も進みました。昔は薬液消毒を使い、感染対策に不安がありました。

しかし、デジタル技術が進化したことにより、インプラント手術の精度向上に歯科用CTが大きく貢献し、CAD／CAM、3Dプリンターが応用されることで、さらにガイドサージェリーは進化しています。

また、医科で話題になっている手術支援ロボット（ダヴィンチ）は、腹腔鏡手術にイノベーションを起こしていますが、歯科医療においても、サージカルガイドがインプラント手術を大きく進化させ、安全な手術に役立っています。

2013年以降、当院では、すべてのインプラント手術でシミュレーションを行い、サージカルガイドを使用したガイドサージェリーを行っています。

2013年にドイツ・ケルンにおけるデンタルショーにて正式に発売され、そのときに現地のディーラーに頼み込み、200症例分のサージカルガイド用のセレックブロックを購入して帰国しました。日本語のソフトがなく、ソフト・ハードの使い方がわからない状態での見切り発車でした。

当時、スイス・チューリッヒ大学のビンドル先生がお忍びで来日し、プライベート・セミナーで指導を受けました。そのときに習得した技術で、日本初のセレックガイド手術をしたと自負しております。

それから10年が経過し、サージカルガイドを使用したインプラント手術の、数々のテクニックが誕生しています。患者さんとともに歩み、創意工夫からすべては生まれているのです。

57 インプラント手術で事故などは起きますか？

インプラント手術の安全性は、歯科医師の治療技術とCTなどの画像精度診断力が大きく関係します。

上下の顎の中には、多くの血管・神経が走っています。それを傷つけると麻痺や出血などが起こってしまいます。そのような事態を避けるために、CTによる画像診断、フルデジタルインプラント治療が重要視されています。また、ショートインプラントを使用することで安全を担保しています。

実際には、骨が薄い、厚みが少ないなど、そのままの骨の状態ではインプラントの治療が困難な場合もあります。

また、熟達した歯科医師であったとしても、その患者さんの骨質や既往歴、術後感染など予期しない要因でインプラントが骨と定着しないこともあります。インプラント治療の約1%にその可能性があります。

その場合でも、インプラントを埋め込む向きを変える、インプラントの太さを変える、造骨手術を追加するなど、再手術も含めてリカバリーが可能です。

熟達の技は、予定外の出来事が起こったときこそ必要とされます。予想外の事態も想定内となるのです。

難症例の手術を行う場合は、術前にCTシミュレーションだけでなく、ペーパーサージェリーをしながら、あらゆるトラブルがあった場合に備えて、何パターンかオプションの治療計画を立てて材料を準備しておきます。インプラントの種類やサイズを変更したり、骨移植を急遽行ったりします。オペを完結することが、担当歯科医師の務めだと思っ

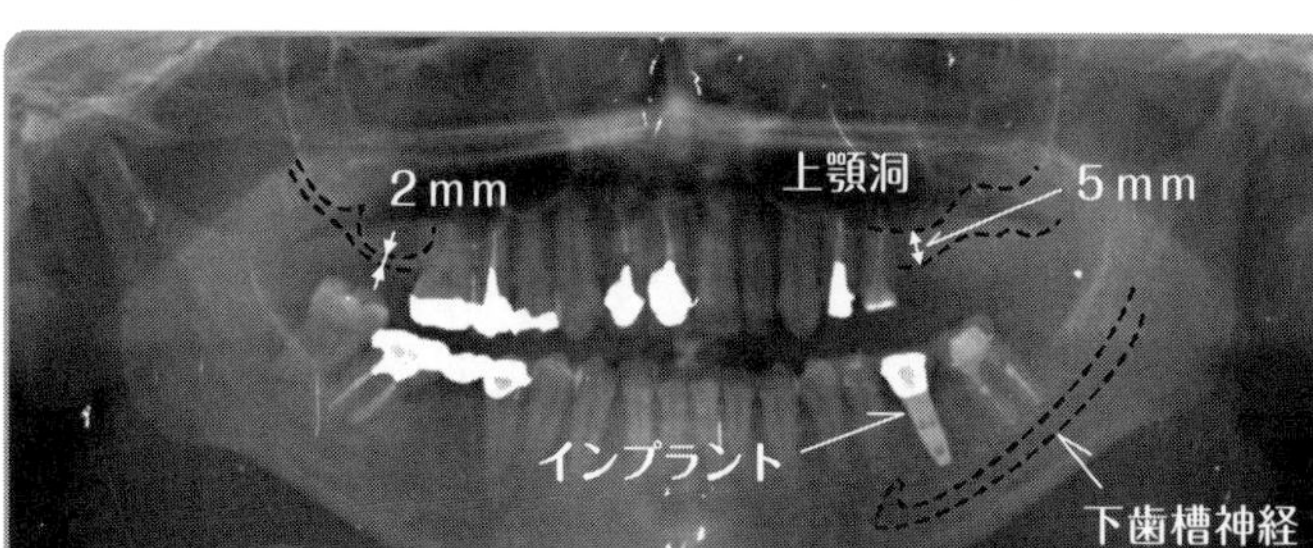

ています。

また、禁煙指導をしても喫煙を継続する方や、糖尿病や骨粗鬆症などがあってもインプラント手術を希望する方の場合、予想通りとはいかないこともあります。歯ぎしりなどで悪くなることもあります。しかし、インプラントが脱離することは失敗ではありません。私が手術しても、一定の割合で脱離します。再手術もできない状態にしてしまうことを失敗と言います。インプラントが生着しなくても、再手術でリカバリーをしています。

いずれの場合でも自分の歯肉を切開し、骨を削り、手術を受けるわけですから、本人にとって不安は大きいものです。術前にしっかり歯科医師とコミュニケーションを取り、技術力、熟練度、人間性などを見極めてください。

設備や清潔感などは見てわかりますが、治療期間が長く、その後のメインテナンスでも付き合いが続くことを踏まえると、歯科医師や歯科医院選びは非常に重要です。

最近、意識しているのは、無理な治療計画を立てないということです。患者さんの全身状態での顎の骨の状態や、治療費の減額のためにインプラントの本数を少なくしてしまうと、オーバーロード（過大な咬合）がかかってしまい、動揺が起こる場合があります。

こうしたことがないように当院では、30年後も使える長期維持性を重視した治療計画を提案しています。

58 手術中のアクシデントには、どんなものがありますか？

歯科治療の多くは外科処置になります。人間が治療する以上、トラブルやリスクがゼロというわけにはいきません。インプラントは、特に手術が必要なので、他の治療に比べてトラブルやリスクについてもしっかり知っておく必要があります。

全国では年間約400件のトラブルが発生しています。年間約40万本のインプラントが埋入され、インプラントをする約20万人の患者さんがいることから推測すると、トラブル発生率0・1％で、1000人に1人くらいの確率で起っています。

リスクについて知らないといけません。「私に限ってトラブルはない」とは思わないでください。

必要以上にリスクを怖れることはありませんが、ゼロではないと知っておいてほしいと思います。とはいえ、インプラント治療によって救われている人のほうが圧倒的に多いことも事実なのです。

2012年に顎顔面インプラント学会が発表した「インプラント関連の重篤なトラブルについて」という報告によると、インプラント治療の手術時の主なトラブルは「下歯槽神経損傷」「上顎洞内インプラント迷入」「上顎洞炎」の3つです。

・**下歯槽神経損傷**：唇のあたりに痺れが出ることがあります。痺れの範囲が大きければ、インプラントを除去します。小さい範囲の場合は、ビタミンBとステロイドを服用しながら様子を見ます。一時的なショック状態になっているため、時間が経つと治ることが多いです。

・**上顎洞内インプラント迷入**：インプラントを埋入する際、上顎洞内に落ちて見失うことがあります。インプラント埋入した穴から探すか、犬歯窩から上顎洞を開けて除去します。インプラントを除去しながらサイナスリ

▶上顎洞内インプラント迷入

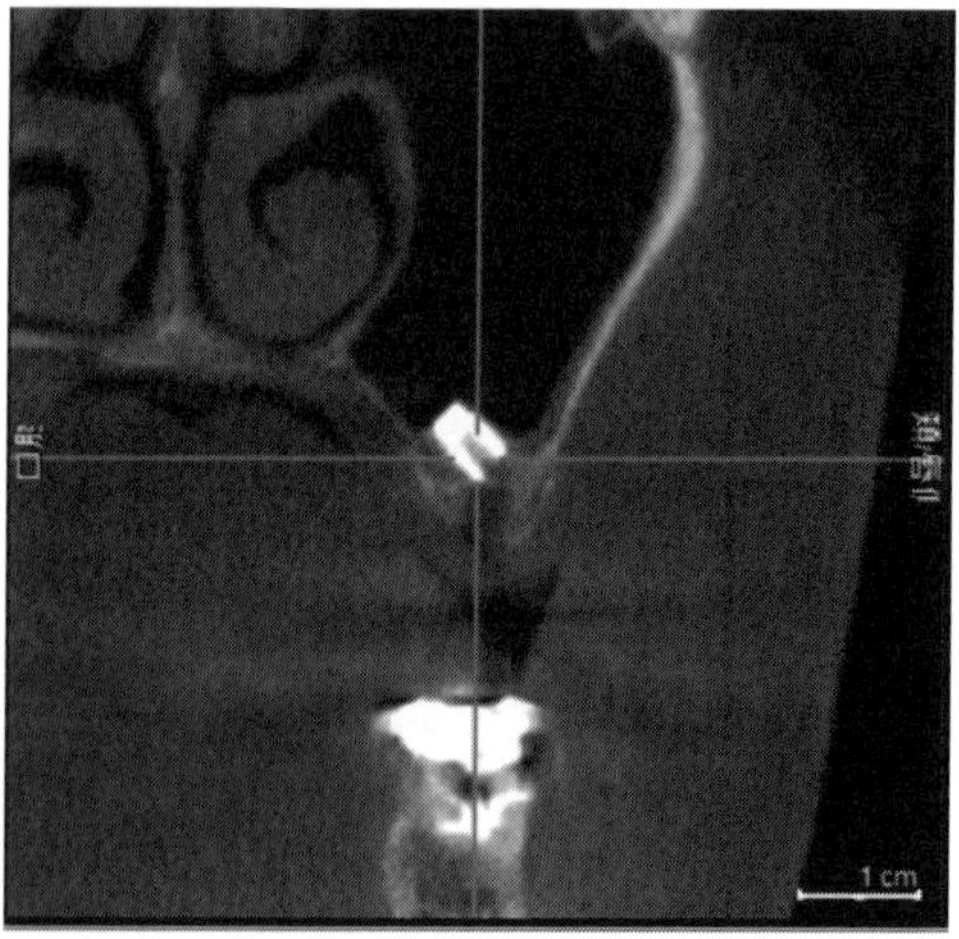

フトをすることもあります。大学病院に送らなければならないこともあります。

・**上顎洞炎**：上顎洞粘膜が破けたときには、上顎洞炎を併発することがあります。抗生剤を1カ月間程度服用します。それでも状態が改善しない場合は、耳鼻科を受診してもらいます。

※アクシデントを回避するために、ショートインプラントを使用しています。

59 パンチアウト（2次手術）について教えてください

インプラント手術をして3～6カ月後に「パンチアウト」を行います。2次手術とも呼ばれています。

インプラントの埋入手術の際に、歯肉は縫合されて歯肉の下に完全に埋もれています。歯肉の下で骨とインプラント体は化学結合していくのです。その歯肉の下から、小さく切開してインプラントを掘り出し、骨とインプラントの結合を確認する作業をパンチアウトと言います。

1次手術のインプラント埋入手術と比較すると非常に侵襲が少なく、痛み止めを飲まないで済む方が多いので、怖がらなくても大丈夫です。

パンチアウト後に型を取り、本歯を作製して歯を入れます。前歯では、パンチアウト後に歯肉の治癒を2週間程度待ってから型取りをすることもあります。

PART

6

インプラントの手術後について教えてほしい

60 インプラントを入れた直後に注意することはありますか？

数カ月、数年ぶりに噛めるようになります。そのため、噛み合わせの歯や隣の歯がびっくりして違和感を覚えることがあります。舌や頬粘膜を噛んでしまうこともあります。リズミカルな動きに舌や粘膜がついていけない状態になっています。しかし、元々歯があったわけですから、「昔取った杵柄」とばかりに、しばらくすると慣れてきます。

また、麻酔をしながら本歯を装着するので、普段通りに噛むことができず、噛み合わせが高かったり、横にずらすと音が出たり、噛みづらいなどが起こります。本歯が外れることもあります。

初期不良は、麻酔がさめた後に調整すれば解決できることが多いです。すぐに何でも噛めたり、使えるようになるとは思わないでください。新しい道具を使い始めるときと同様に、すぐに使い慣れるわけではありません。

人工歯は元々の天然歯とは異なります。お口の中も微妙に形が昔とは変わり、噛み合わせも少し変わっています。何でも同じとはいきません。道具だと思って使い慣れてほしいとお話ししています。

～インプラントと天然歯の違い～

インプラントは、骨と直接結合していますが、天然歯は、歯根膜という0・5㎜程度のクッションを介して骨と結合しています。骨のクッションには圧受容体があり、歯一本一本に噛む感覚が備わっています。

インプラントは、天然歯の80%の回復を目指しています。審美的・機能的に100%元の状態に戻すことはできないことを理解してください。人工臓器で80%の機能回復ができるのであれば、十分ではないかと思っています。

また、天然歯には、歯と歯肉の間に結合組織付着が存在して細菌が進入しにくくなっています。インプラントは、結合組織のバリアがない分だけ、細菌が侵入しやすく、自覚症状がないまま、インプラント周囲炎は進行します。

だからこそ、本人のホームケア（歯ブラシやフロス）や定期的な歯科医院でのメインテナンスが重要なのです。

61 インプラントを入れた後、食事や話す際に影響はありますか？

インプラント治療が終了し、少し慣れてきたころには噛むことや話すことに大きな影響はありません。

逆にインプラント治療中は、手術時の麻酔、術後の疼痛、腫れ、治療期間の食事など不具合が生じます。治療期間は、日常生活に不具合が生じることがあると思ってください。

インプラントもある種、道具なので、使い方に慣れが必要です。装着当日は、柔らかめのものを食べるようにしてください。特に複数本のインプラントを埋入した方には、慣れが絶対に必要です。慣れれば、天然歯の80点以上の使い勝手が得られます（慣れるのに数カ月かかる人もいます）。

～インプラントの本歯の素材について～

インプラントの本歯は、セラミックになりますが、e-maxかジルコニアという素材を使うことが多いです。単冠の場合、特に前歯のインプラントには、e-maxを使用します。大臼歯の場合は、大きな噛む力がかかるので、ジルコニアの場合もあります。

審美性が要求される前歯の場合、透明度とホワイトニングされた歯にも対応する、透き通る白さ（ブリーチカラー）のカラーバリエーションがあります。

曲げ強度がe-max は360mpaで、ジルコニアは最高700〜1280mpa と2倍強の硬さがあります。天然歯の曲げ強度は250mpaとなり、e-max の数字と近くなります。

最後臼歯のインプラントの本歯には、厚みが取りにくく、ジルコニアにすることが多くなります。

62 インプラントを入れたことによって、味覚や食感が変化することはありますか？

本来、インプラントの歯の食感は変わりません。しかし、食感が落ちたように感じたり、反対側の天然歯とは明らかに異なると感じる方がいます。それはインプラントの歯と天然歯では構造が異なることが原因です。天然歯の歯根部は、歯根膜で覆われています。

歯根膜にはセンサー（圧受容器官）が存在します。わずかな噛む刺激も察知することが可能なのです。0・1㎜程度沈み込み、クッションの役目も備わっています。

一方、インプラントは骨と直接結合しています。そこが大きく異なります。インプラントには、歯根膜センサーはなく、顎関節由来のセンサーに依存しています。顎センサーは、噛む感覚が歯根膜ほど繊細ではありません。

そのため、強く噛み込みすぎる傾向を持っています。沈み込みがなく、噛む刺激が伝わりにくいので、噛み心地に多少、差が出てしまいます。

また、沈み込みの有無は、噛み合わせ調整の際に大きな差となります。沈み込み量が歯牙によって異なるので、ミクロンレベルの調整を行っています。しかし、人間の体は優秀なもので、時間が経つと慣れるため、その差は減っていく方が多いです。

63 歯ぎしりをする癖があるのですが……

かつて「歯ぎしりをする方は、インプラント不適応」と言われたことがあります。普段の生活で噛み締める瞬間は、体重と同じ程度の力がかかると言われていますが、寝ているときの歯ぎしりは、その3倍の力がかかっているとされています。当然、インプラントや

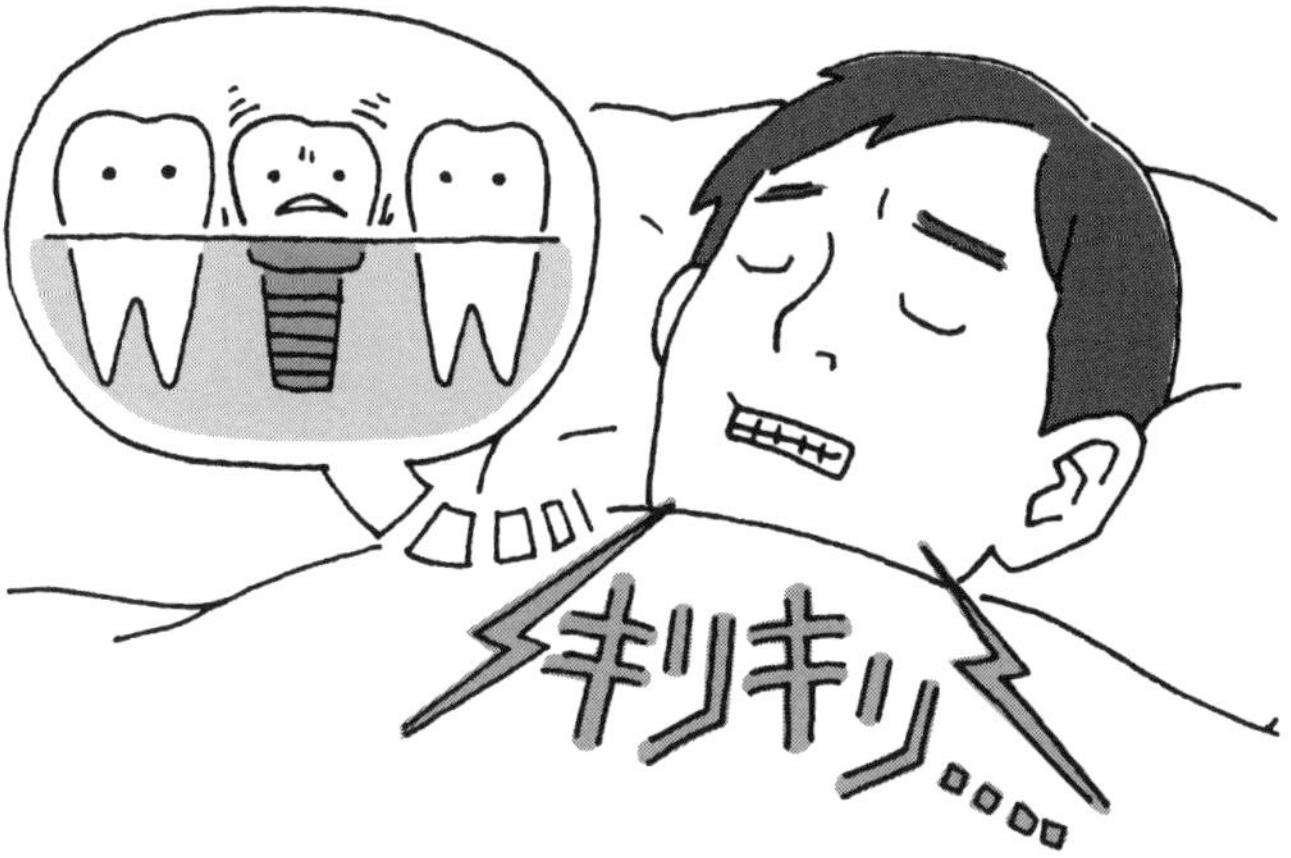

▶マウスピース

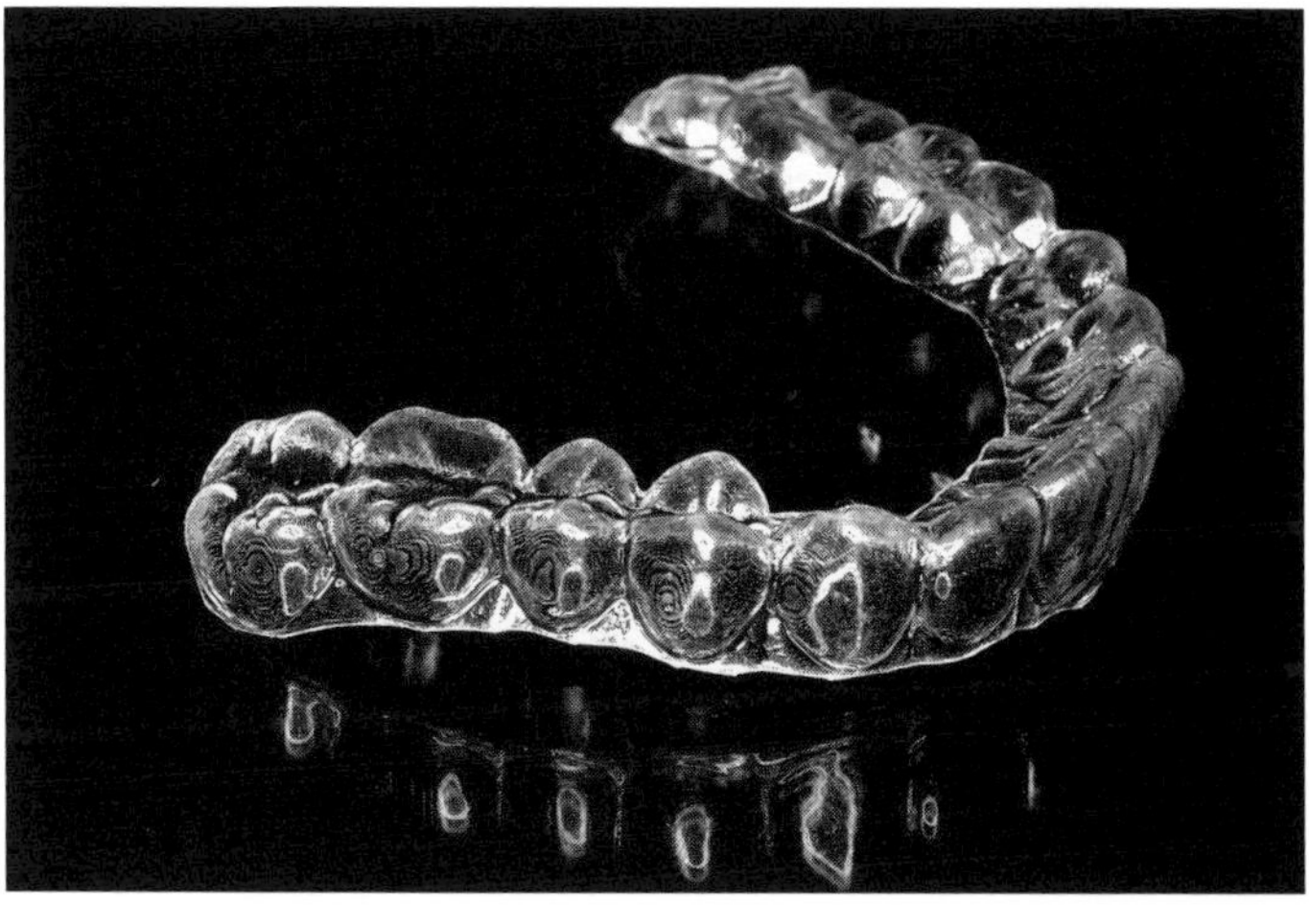

その噛み合わせの歯には、その分の力がかかると言われています。

インプラントには歯根膜がなく、天然歯と比較して噛んだ力がダイレクトに伝わります。そのため、インプラントのセラミックが割れてしまうことがあります。

しかし、セラミックが割れるだけなら作り直すだけで問題は解決します。割れない歯を使用すると、インプラント体に直接、無理な力が大きくかかってしまいます。インプラントが抜ける可能性が出てきます。

今では、歯ぎしりがある方、セラミックが割れて来る方には、就寝時にマウスピースを装着することをおすすめしています。歯ぎしりは音が出ますが、食いしばりの場合は音が出ないため、家族から指摘されないことがあります。

朝起きたとき、顎関節に負担があるようだと、歯ぎしり、食いしばりの可能性があります。マウスピースを装着することで、周囲の歯やインプラントを守ります。歯科医院に相談をするようにしてください。

64 インプラントの本歯(セラミック)のトラブルはどんなものがありますか?

インプラント治療は数カ月かかりますが、本歯が入るとよく噛めるようになります。よく噛めるということは、歯に力がかかることを意味します。そのため、何年か時間が経過するとトラブルが発生することがあります。

インプラント歯の一部がすり減ったり、欠けたり、脱落、ネジ緩み、ネジの破折などが起こります。噛むときの力、寝ているときの歯ぎしりが主な原因です。

インプラントは1本ネジで止まっています。食事の際に歯が揺すられ、微小運動が続く口腔内においては、やむ得ない現象です。長期間使用していると、セラミックも減り、劣化もします。本歯に関して、経年劣化も使用感も出てきます。その場合、小さな破損なら修理、大きな破断なら再作製が必要になります。

突然、インプラントの本歯がカタカタと動揺し始めます。そういった場合、ネジゆるみの可能性が高いです。カタカタの状態で長期間使用すると、中のネジが破折してしまいます。

インプラント体（骨内のネジ部分）は、10年以上使えることを考えますが、本歯は一番すり減りが進みやすいので、5年を過ぎたあたりからトラブルが発生することがあります。靴底のようなもので、毎日使用すれば買い替えも必要になります。

※当院で使用するバイコンインプラントはロッキングテーパーのため、叩いてセラミック歯とインプラントに装着します。ネジゆるみの出ないシステムです。

65 メインテナンスについて教えてください

本歯を装着後は、慣れるまで数回チェックに通ってもらいます。その後はメインテナンスに入ります。呼び方は、定期検診でもかまいません。

メインテナンスでは、日々の歯磨きで取り残されている細菌層＝バイオフィルムの除去を行います。特に、歯周ポケットの中の細菌叢は歯磨きでは絶対に取れません。歯科衛生士さんにお任せしましょう。

毎日の口腔ケアは、ご自身のむし歯、歯周病の予防にもつながります。インプラントを含めた口腔機能が長期に安定して機能するには、今後の定期検診、メインテナンスがとても重要です。

定期検診に通っていると、インプラントのトラブルも初期の段階で見つけることができます。「膿んでいる」「歯肉から出血する」と来院される方もいます。骨が溶けてしまって、インプラントを除去しなければならなくなる前に、メインテナンスで定期的にチェックを受けていきましょう。

天然歯は、時間経過で多少動くことがあります。歯周病が進めば天然歯はグラグラ揺れてきます。インプラントはほとんど動きません。将来的には、インプラントの本歯と天然歯の間に隙間ができる可能性があります。

インプラントの本歯が動いているときはネジ緩み、本歯の破損、インプラント周囲炎なので、すぐに歯科医院へ相談してください。

また、隙間を放置すると、噛み合わせがずれたり、インプラントと天然歯との間に食べ物がはさまり、歯周病やむし歯、無理な咬合力など、周囲の歯にも影響があります。

セラミック歯を時々外して、お掃除してもらいましょう。

メインテナンスでは、インプラントのセラミック歯と歯肉の間の粘膜を確認します。また、ネジ止めインプラントの場合は、セラミック歯の内部に細菌層ができている可能性

▶メインテナンス風景

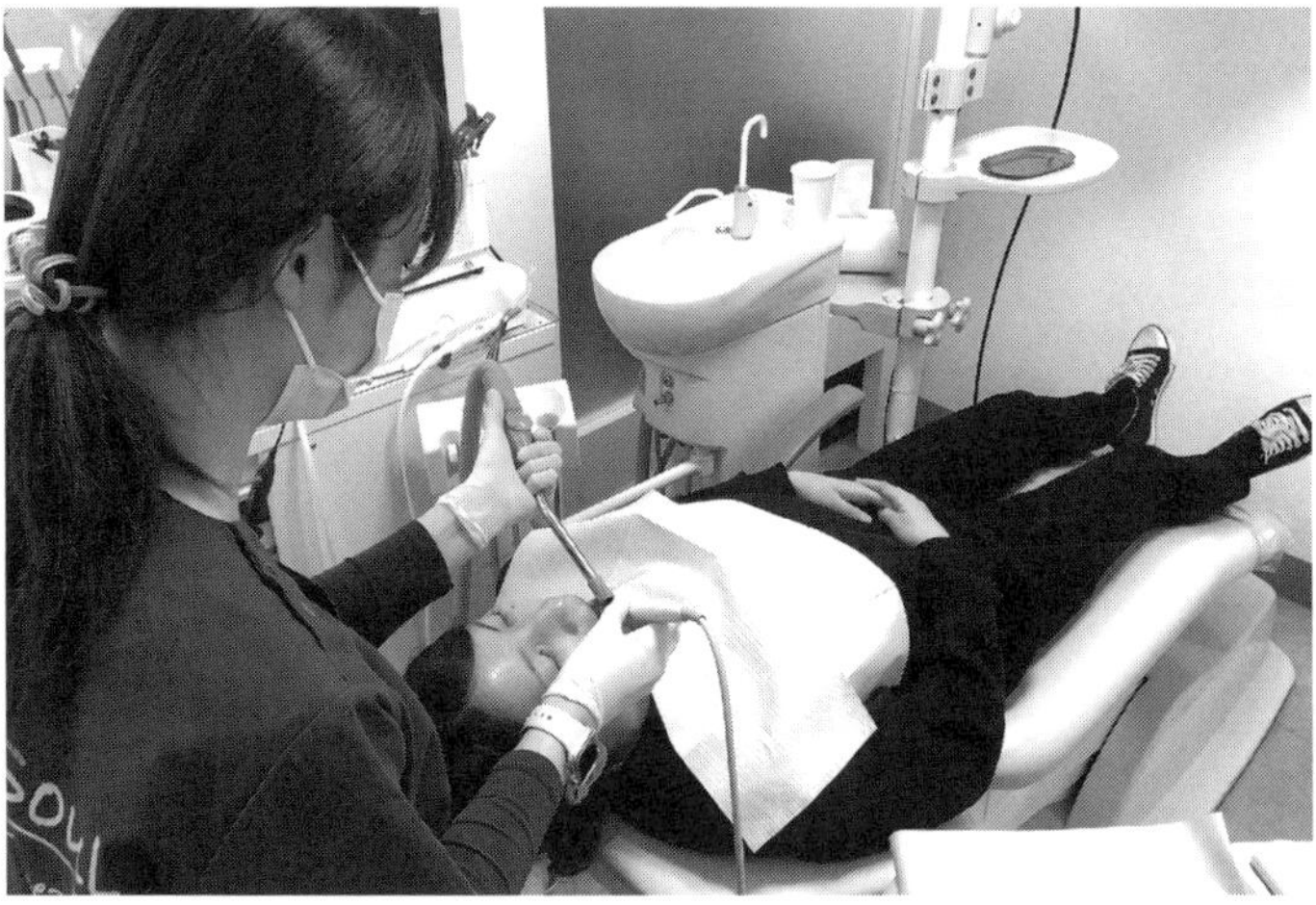

もあります。洗浄も必要になりますが、セラミック歯が取り外せる場合に限ります。固定式のブリッジタイプやセメント固定式では、セラミック歯を外しての洗浄が困難です。

顎関節症や歯周病の悪化などが起こる可能性もあり、歯肉のチェック、レントゲンのチェック、噛み合わせのチェックが非常に重要です。歯科医師による専門家のチェック前後には、歯科衛生士によるメインテナンスが行われます。

インプラントは人工の歯なので、インプラント自体はむし歯にはなりません。神経がないので、しみたり、痛くなるなどの違和感も起こりにくいです。

天然歯であれば、歯周病になると口臭があったり、口の中に違和感が生じて気づくことも多いものです。

しかし、インプラントの歯周病＝インプラント周囲炎に罹患した場合、症状に気づかず、出血や膿、グラグラになって初めて気づくことが多いのです。

インプラントを取り巻く問題は、本人が気づきにくく、悪化してから気づいても遅く、インプラントを抜くことになってしまうこともあります。そうならないために、ホームケア、メインテナンスの必要性を終了同意書にサインをしてもらうことで、理解を深めてもらっています。

最悪の事態を防ぐためにも、患者さん自身のホームケアと歯科医院での定期的なメインテナンスと検診を受けることが重要です。
インプラントの専用の口腔内洗浄器具には、次のようなものがあります。

・超音波スケーラー

歯石を除去するために主に使用しますが、ここではインプラントのセラミック歯を清掃するための専用ブラシを紹介します。研磨剤を使用しないでプラークやバイオフィルム（細菌層）を除去します。

・ポリッシング

スケーラーで歯石を除去した後に、歯の表面の汚れを取る器具です。先端の形にはさまざまなものがあり、部位や状況に応じて使い分けます。

・エアフロー

微細な粒子のパウダーを強力な水流で歯に吹き付けて、歯の表面の汚れを吹き飛ばす機械です。パウダーの種類を変えることで、より細かな部分まで汚れが除去できます。先端のチップを変えて専用のパウダーを使用すると、歯周ポケット内まで清掃できます。

▶ソニックブラシ

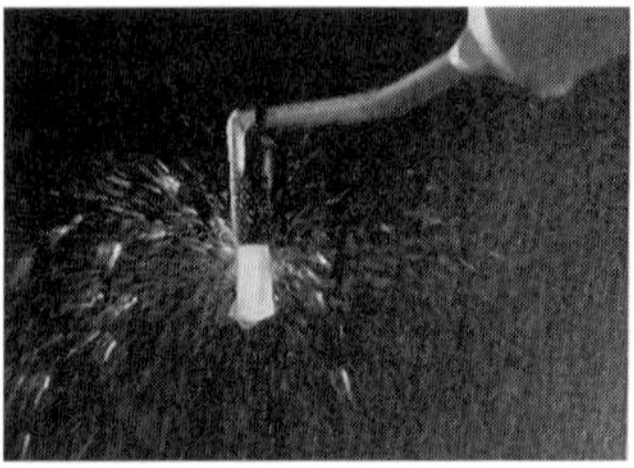

インプラントの周囲のプラーク（歯垢）を除去する

▶超音波スケーラー

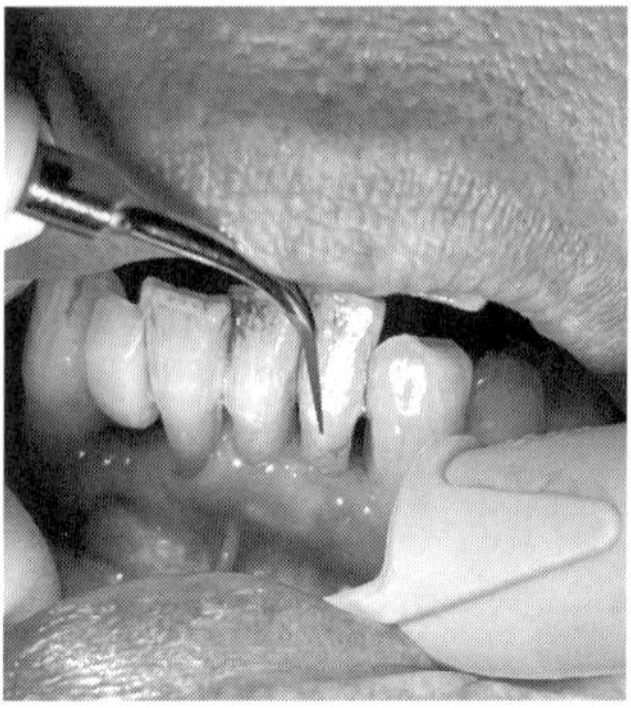

歯石を除去する

▶ポリッシング

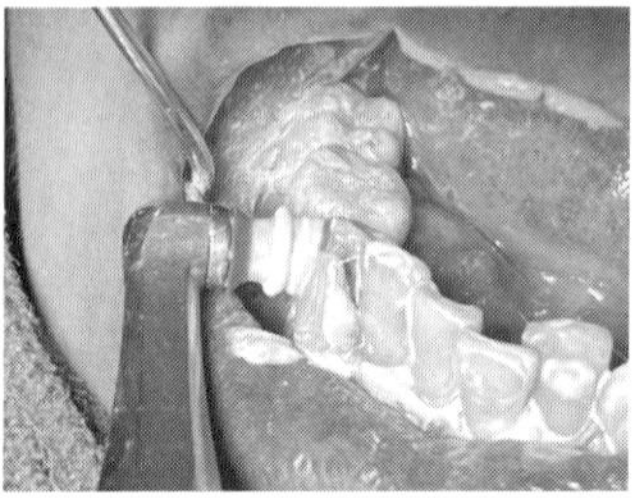

歯周病予防として、歯周ポケットのバイオフィルムを破壊する。むし歯予防のためにも、プラークやステイン（着色）を除去する

▶フロッシング

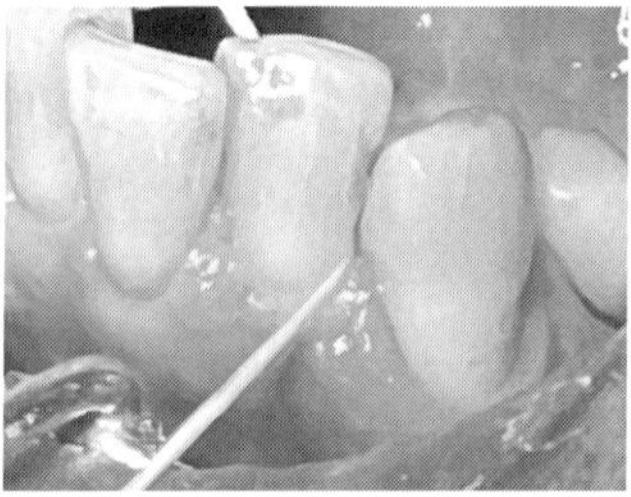

歯ぐきの中にフロスを入れて、歯肉溝の中のプラークをフロスで絡めとる

66 定期検診では、何を診ているんですか？

本歯が入ったら、最初の点検を受けてもらいます。噛み合わせや歯肉の状態、舌や頬の肉を噛んでいないか等、患者さんが気づいていない不具合を探します。

もちろん、本人の違和感・不具合な部位もお聞きして対応します。問題がなければ、定期検診に入っていきます。

年4回、3カ月に1回の通院をお願いしています。もちろん、口腔内の汚れが多い方やホームケアが行き届いていない人は、メインテナンス間隔を短くして通ってもらっています。メインテナンスと定期検診は一緒に行います。多くの方が3カ月に1回の定期検診とメインテナンスを同時に受けています。

定期検診では、以下のことを行います。

①歯周病検査、歯垢・歯石・細菌層の除去
②噛み合わせの確認
③歯肉の状況の確認
④定期的なレントゲン診査（骨の状況を確認）

⑤インプラント周りの歯肉の発赤、プラーク（汚れ）の有無、排膿の確認
⑥インプラント周囲に専用の消毒薬を塗布

状況に応じて、インプラントの被せ物を外して清掃、研磨などを行います。

インプラントは人工の歯なので、むし歯にはなりませんが、歯周病に似たインプラント周囲炎にはなります。ところが、インプラントには神経や血液が流れていないので、痛みや違和感などがなく、わかりにくいのが現状です。

インプラント周囲炎になっても自覚症状がなく、膿が出たり、歯肉から出血するなど大きな症状が出るまで気づかないことが多く、近年問題視されています。さらに悪化すると骨が溶けてしまい、インプラントが露出してインプラント除去になるケースも多く報告されています。

こういう事態を避けるためにも、毎日のていねいな歯磨きや定期検診（メインテナンス）を行ってください。

意外と見落としがちなのは、噛み合わせです。装着したときに調整がうまく行われることは当然として、数年後の噛み合わせの変化についても考えていかなければいけません。

天然歯、銀歯、セラミック、ジルコニアなど毎日の食事ですり減り、変化していること

を日々の臨床で感じています。素材による減り具合の差、歯の部位によってかかる力の差によって片減りがあることもわかってきました。

また、噛み合わせも歯周病で歯が移動したり、歯を失って傾きが変化し移動することがあります。その変化を捉えて、垂直に噛むだけでなく、横にずらした際にもしっかり噛めるように調整しないといけません。

インプラントの歯だけに力が集中しないように、メインテナンスの際には、噛み合わせをチェックする必要があります。噛み合わせは少しずつ変化するため、すぐに痛みなどが出ないことが多いのです。それが噛み合わせの問題といえます。

「噛む力」を維持するために、天然歯の調整も含めて、経時的な口腔内の変化を捉えていくことが重要だと思っています。

67 歯磨きの仕方について教えてください

歯磨きの際に歯ブラシの柄を、鉛筆を持つように握り、力を入れないように歯と歯の間や歯と歯肉の境目などを1歯1歯ずつていねいに磨いてください。歯ブラシは柔らかいものにします。

フロスや歯間ブラシを使い、歯と歯の間、歯周ポケットなどの清掃が重要です。インプラントの歯は、歯肉とインプラントがくっついていないことを理解して、自分の歯以上に歯磨きをするようにしてください。

研磨作用の強い歯磨き剤をたっぷりつけて力一杯ゴシゴシやると、歯や歯肉に小さな傷がついて汚れがつきやすくなります。また、インプラントと歯肉の間に歯磨き剤が溜まってインプラント周囲炎になることもあります。歯磨き剤はつけすぎないようにしてください。

歯ブラシは、小さく振動させる感じで優しく磨くのがポイントです。最近では、音波歯ブラシ、電動ブラシなどもインプラントには効果的です。ECサイトで探してみるといい

▶プラーク付きのインプラントのセラミック歯

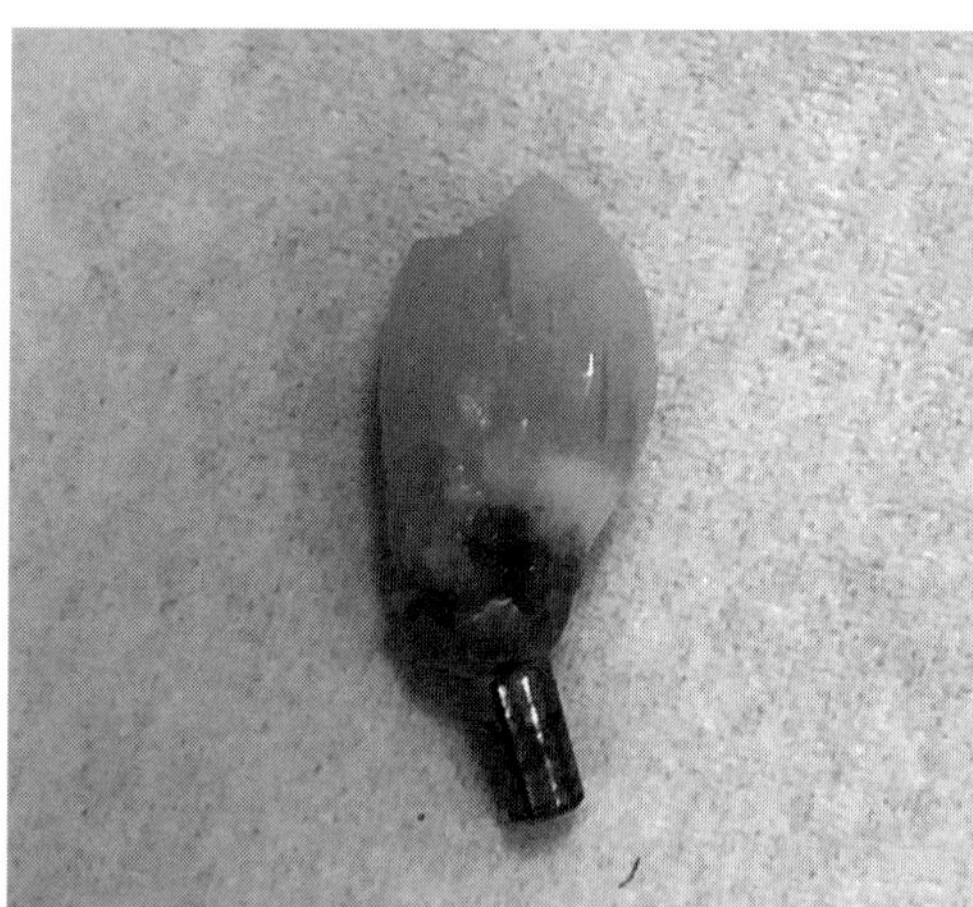

でしょう。

治療が完了した後に、歯ブラシがうまくいっていないために歯肉から膿が出てくる人がいます。その場合は、インプラントのセラミックの歯を外して汚れを確認しています。かなりの確率でプラークがついています。その場合は、いったんインプラントのセラミック歯を外し、清掃して戻します。抗生剤を服用して回復させます。メインテナンスに通っている方は、早めに問題が見つかるので、解決に導けています。

68 インプラントの歯を入れた後、長持ちさせる方法はありますか？

インプラントのセラミック歯は、むし歯になることはありません。しかし、しっかり歯磨きをしなかったり、口腔内を不潔なままにしていると、インプラントが歯周病のような状態になります。これを「インプラント周囲炎」と呼びます。

インプラント周囲炎も歯周病と似ている原因菌だと言われています。

インプラント治療後に歯磨きが不十分だと、汚れが歯肉とインプラントの間に侵入していきます。そして、歯ブラシできない歯肉と歯の境界に溜まってしまいます。この汚れは、歯周病の原因菌と同様の細菌層となっています。

初期の段階では、インプラント周囲の違和感や発赤、排膿、プラークの付着などが見られます。そのままにすると、インプラント周囲の歯肉が腫れてきます。やがてその細菌によってインプラント周囲の骨は破壊され、溶けていきます。そして、インプラントを支える骨はなくなります。インプラントがぐらついてきたら、除去しなければならなくなります。

初期の段階では症状が少なく、重篤化するまで見つかりにくいものです。自分で見つけることはむずかしいです。重篤化する前の初期段階で発見するためにも、メインテナンスで定期的に歯肉の状態をチェックし、歯科衛

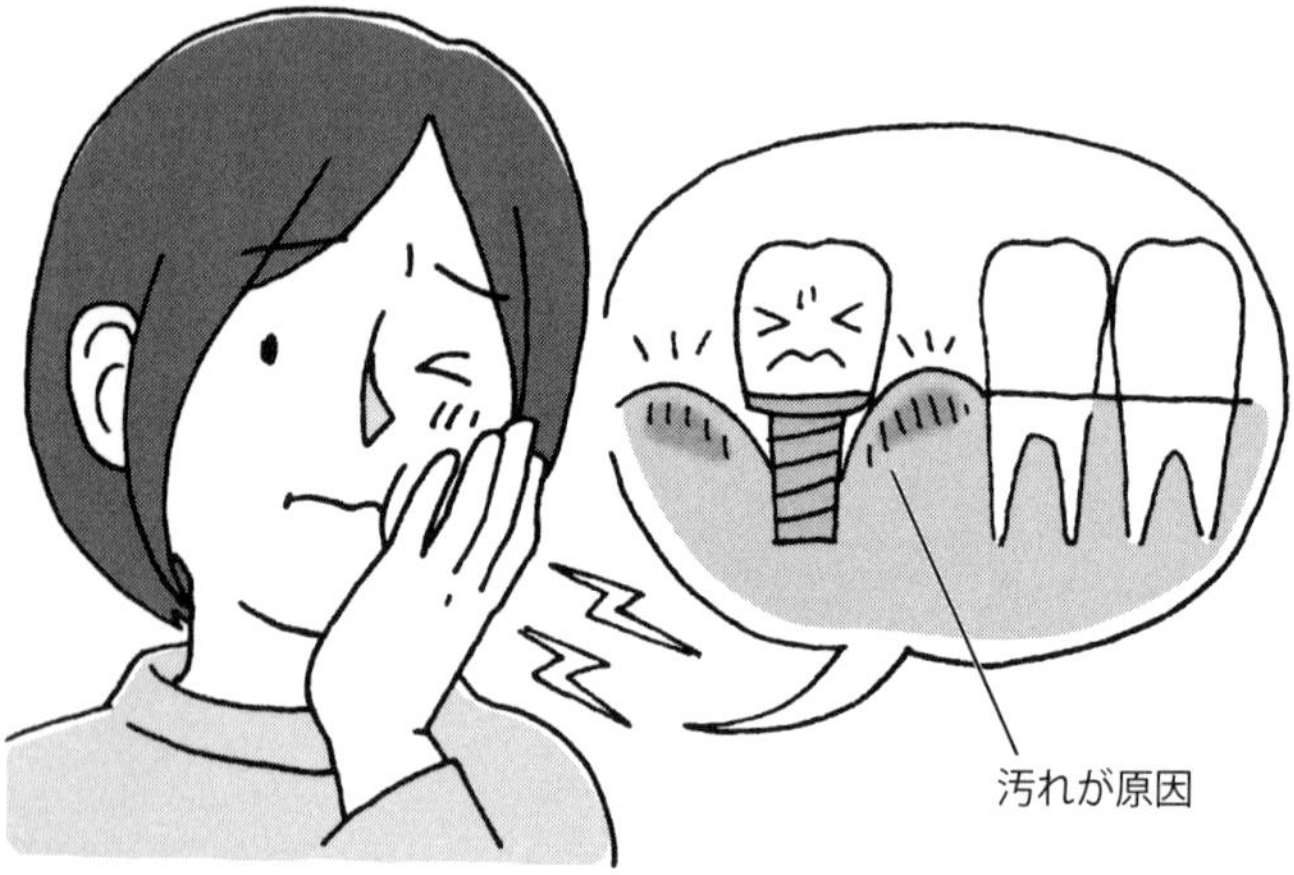

生士さんにしっかり汚れを除去してもらう習慣が必要です。

問題が起こったときには、初期段階で被せ物を除去し、インプラント体内部に侵入した細菌層を徹底的に洗い流さなければなりません（186ページ参照）。

インプラント周囲炎になる人は、歯周病で歯を失った人に多く見られます。抜歯の原因の約37%は、歯周病なのです。歯周病で歯を失った人が、インプラント周囲炎になる可能性が高くなることはうなずけます。

また、むし歯で歯を失った人も、歯ブラシがうまくできなくてむし歯になったわけですから、歯磨きができるようにならないと、口腔内の汚れが原因でインプラント周囲炎になるリスクが高くなります。

患歯に代用歯（インプラントの本歯）がよみがえったことをきっかけに、食後の歯磨きとフロスを習慣化してほしいものです。口腔内の清掃状態を清潔に保つ努力をしてください。

歯ぎしりや噛み癖などにより天然歯はすり減っていきます。まったく同じようにすり減ることはないので、予想外の力が働いて人工歯が破損したり、外れたりすることがあります。メインテナンス時に、歯科医院で噛み合わせのチェックをして調整してもらいましょう。

インプラントは、何十年も使ってほしいと思いますが、被せ物のセラミックは、すり減ったり、割れたりしてきます。消耗品だと思ってください。靴のようにすり減ったら買い換える、そんな気持ちになっていただければと思っています。

繰り返しになりますが、インプラントを長く使うためには、患者さん自身が家庭でお手入れするだけでなく、歯科医院で定期検診やメインテナンスをすることが重要です。

インプラント治療で本歯が入ることは、インプラント治療の完了を意味していますが、メインテナンスの始まりでもあります。インプラント治療が終わっても、歯科医院とのお付き合いは続きます。

お口の中の細菌感染対策・疾病予防に終わりはありません。自分自身の歯を大切にするためにも、年4回程度のお口全体のメインテナンス・定期検診をおすすめします。

69 他院で前歯をインプラントにしました。割れたので作り直しをしてもらいたいのですが、可能ですか?

前医が行ったインプラントのメインテナンスや破損修理などの依頼が増えています。結婚や転勤によって引越し、転院される方が対象になります。その場合は、引っ越す前に前歯科医院にインプラントの種類、サイズを確認しておいてください。種類がわかれば、治療可能になります。

ただし、新しい歯科医院では取り扱っていないインプラントの場合もあります。インプラントのパーツを持っていないので、治療自体がむずかしいこともあります。専用ネジ回しを患者さんに別途購入してもらわないといけなくなります。その費用負担をお願いされるかもしれません。

引っ越しをする際には、前歯科医院に引っ越し先の近所の歯科医院を紹介してもらうのもよいと思います。引っ越し先の近くで、同じインプラントシステムを使っている先生を紹介してもらうとよいでしょう。

あるとき、イスラエルでインプラントをした方が日本に戻ってきて来院されました。現地の歯科医師と連絡が取れず、インプラントメーカーもわかりません。レントゲンを見てもわからず、欠けたインプラントの修理ができなかったことがありました。

逆にオーストラリアで手術を受けた方は、10年以上経過しましたが、担当した歯科医師と連絡が取れてインプラントの種類とサイズがわかりました。

しかし、修理用のパーツが販売されていないことがわかったのです。メーカーのサポートで代替品を紹介してもらい、割れた被せ物の再作製ができました。

その方はそれ以降も当院にメインテナンスで通院し、計30年近くインプラントが使えています。引っ越しや転勤などする際は、必ずインプラントメーカーと、太さや長さを確認するようにしてください。

PART 7

インプラント治療の理解が深まる8つの症例

インプラントは、骨にボルトを埋め込み、インプラントのセラミック歯を固定することで外れることがなく、安定的に噛むことが可能になる治療法です。入れ歯のようにピンクの床やバネがなく、違和感が少なく、しっかり噛めるように回復します。

噛み合わせが保持され、顎や顔の筋肉をしっかりと使えることで口角が下がりにくく、老人性顔貌の予防、認知症の予防になります。また、おいしく食事ができるので栄養バランスが良くなり、美容と健康に寄与します。

笑顔に自信を取り戻すことで、人前で自信を持って話したり、笑うことができるようになります。生活のＱＯＬが飛躍的に向上します。インプラント治療をすることで、心身ともに生き生きした生活、人生が送れるようになることでしょう。

では、実際に治療した患者さんのインプラントの症例を紹介します。他院ではインプラントがむずかしいと言われた患者さんを取り上げています。

症例１　下歯槽神経に近接したケース

下歯槽神経に近いため、他院ではインプラントがむずかしいと言われた症例です。

この方は、右下の第２小臼歯、第１大臼歯、第２大臼歯の３本を失っていました。上顎の歯は、第2大臼歯までしっかりとありました。本人は「奥歯まで噛めるようにしたいので、第2大臼歯までほしい」と言います。

しかし、スクリュー型インプラントでシミュレーションをすると、下歯槽神経まで1㎜しか安全域がない手術になってしまいます。「6番までで食事は困らないので、無理に手術をする必要はない」と話そうとしたのですが、「7番も歯がほしい」ということで、バイコンインプラントでシミュレーションをしたところ、3㎜の安全域が可能となり、手術を行いました。

下歯槽神経麻痺は、インプラント・アクシデントで一番多い事故になります。安全域がなくなると難易度が上がっていきます。アクシデント・リスクも高まります。

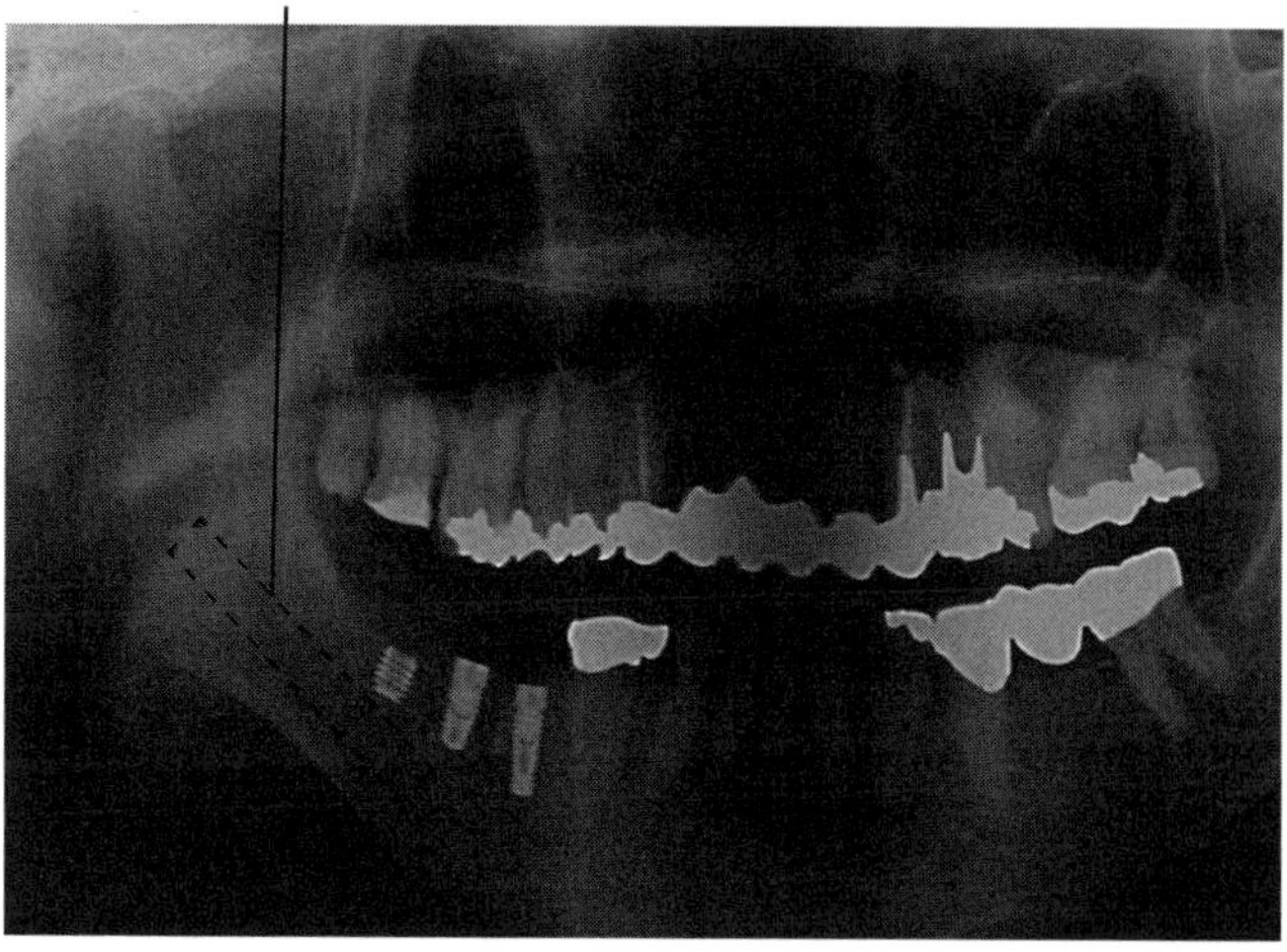

ショートインプラントを使用する治療計画に変更することで難易度が下がり、無事に手術は終わりました。

症例2 ―― サージカルガイドで上顎洞底ギリギリを狙ったケース

サージカルガイドは、主にインプラント埋入深度、角度、位置を決めていくものです。3次元のCTデータを基に骨のある場所を見定めてドリルを使います。口腔内は、前からしか視線が入らないため、口腔内の前後の位置や角度が見えにくくなります。肉眼では見えにくい部分がシミュレーション技術の向上により的確に把握できるようになりました。また、今回のように上顎洞底まで10㎜しかなく、ドリリングの安全域が2㎜しか取れない場合、少しドリルが進んでしまうと、上顎洞に穴が開いてしまう事故が起こります（上顎洞炎のアクシデントの原因）。

そこで、サージカルガイドを使用して上顎洞底ギリギリにドリリングします。コンピューターのシミュレーション技術が進歩し、ショートインプラントを使用することで上顎洞を触る手術を避けました。

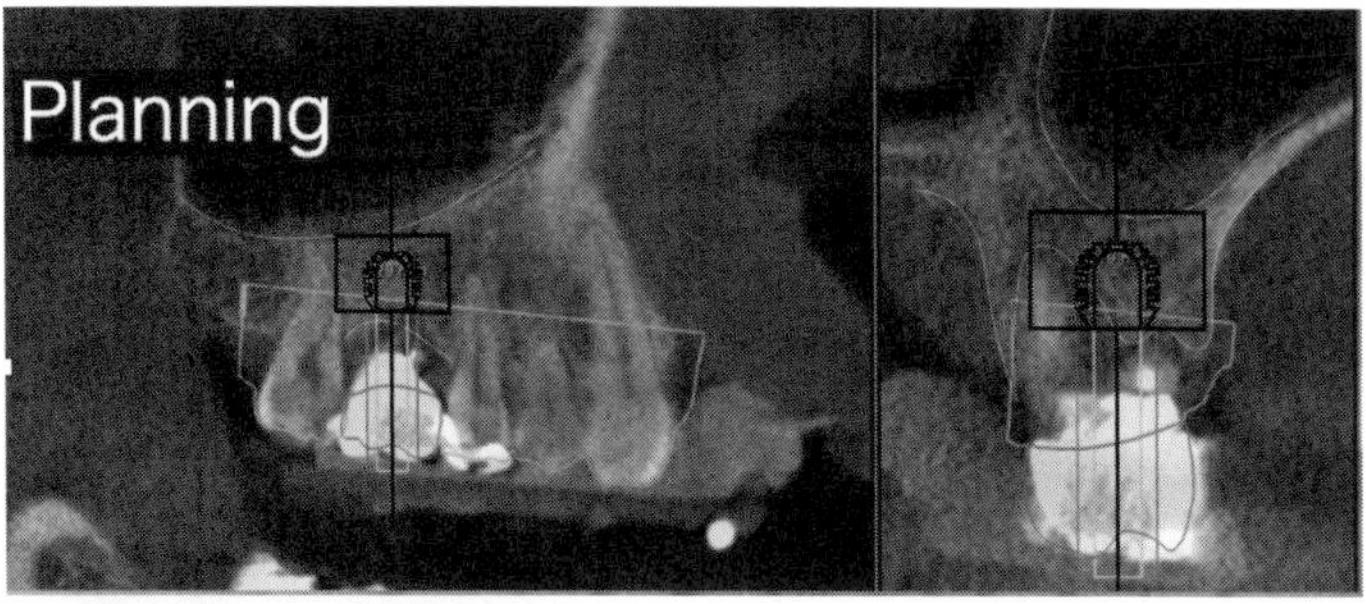

2方向の断面からシミュレーション

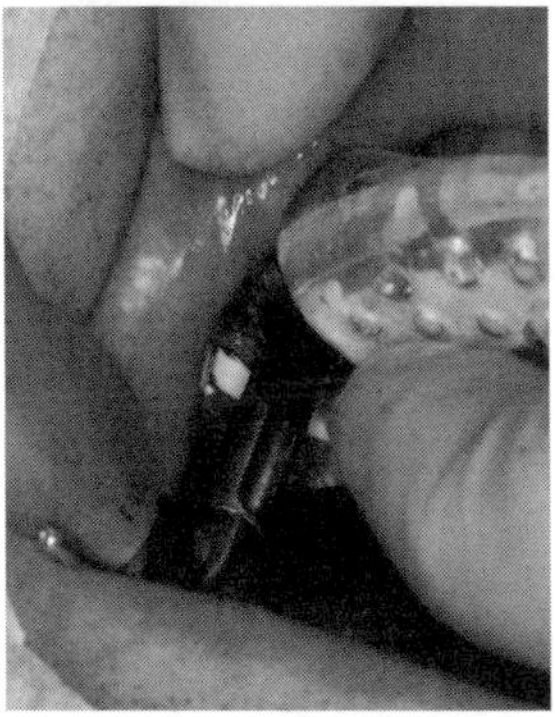

サージカルガイド

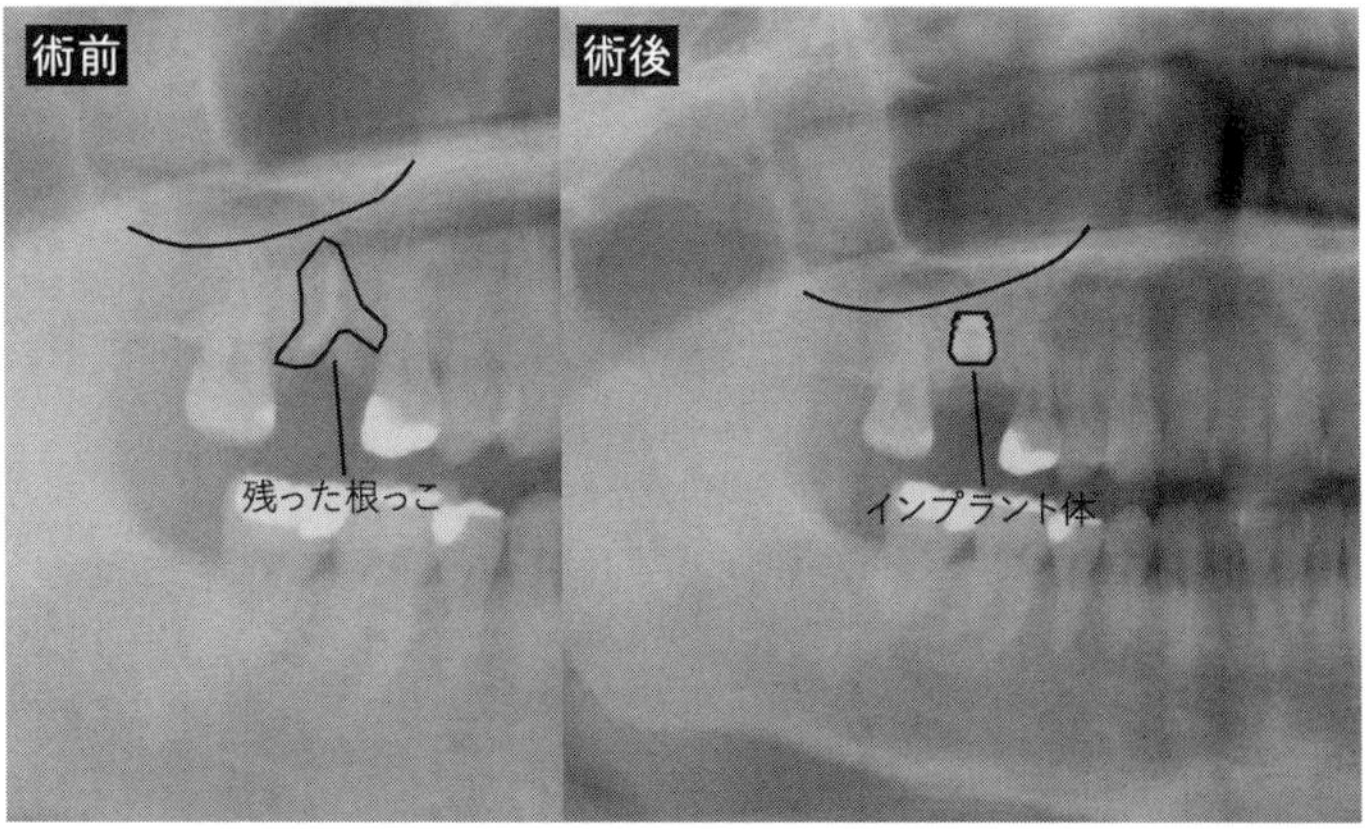

症例3 ―― 上顎骨が薄いケース

上顎骨の厚みが5㎜以下の場合には、サイナスリフトという頭蓋骨の側面に直径1㎝くらいの穴を開けて、上顎洞に骨を作る術式を選びます。

しかし、この術式だと上顎洞を傷つけるリスク（上顎洞内迷入のアクシデントの原因）が高くなるため、当院では、パラタルトランスサイナスという術式に変えて低侵襲性の手術を行いました。歯槽頂側から特殊な器具（ピエゾトーム）でアプローチをするために切開が少なく、腫れにくい術式へ変更し、インプラントがむずかしいと言われた症状にセラミッ

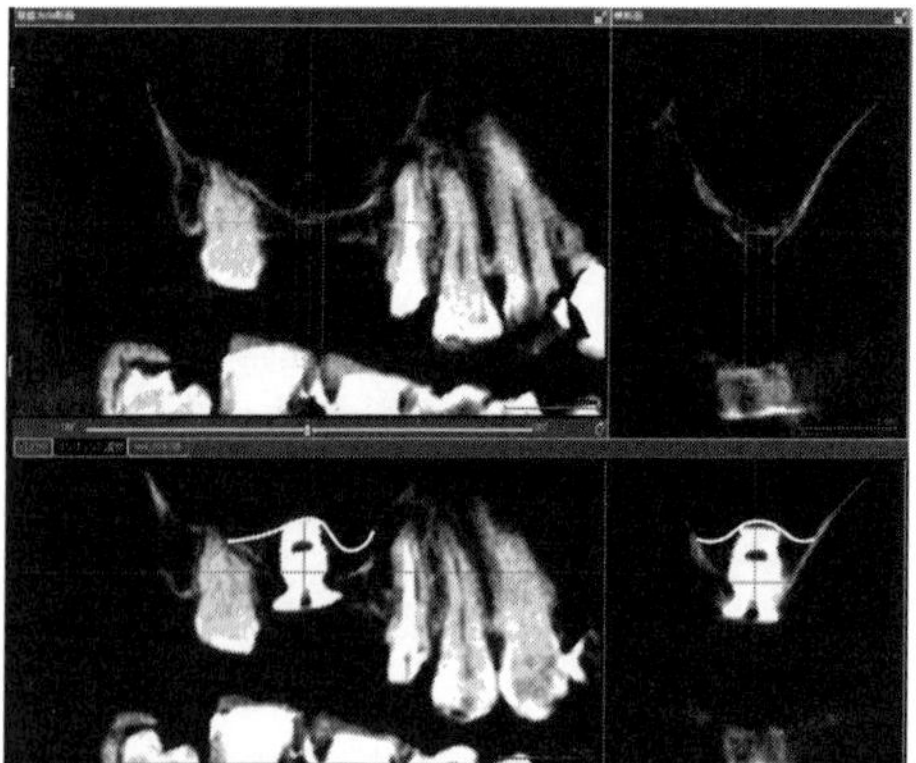

上顎洞内に突出させながら安全に埋入した手術
（パラタルトランスサイナス）

ク歯をつけることができました。

症例4 ── 前歯の骨が薄いケース

前歯を抜いてそのままにしていると、骨の厚みが減っていきます。この患者さんも歯の厚みは薄くなっていましたが、側切歯の抜歯即時埋入を計画しました。骨の厚みは、CTで計測すると2・84㎜でした。

そこに、抜歯即日埋入手術で3㎜径のインプラントの埋入を計画。CTと模型データから、その骨幅に2㎜のドリルを使い、骨を割って3㎜まで骨を広げることで埋入ができました。

骨の厚みが足りなくても、サージカルガイ

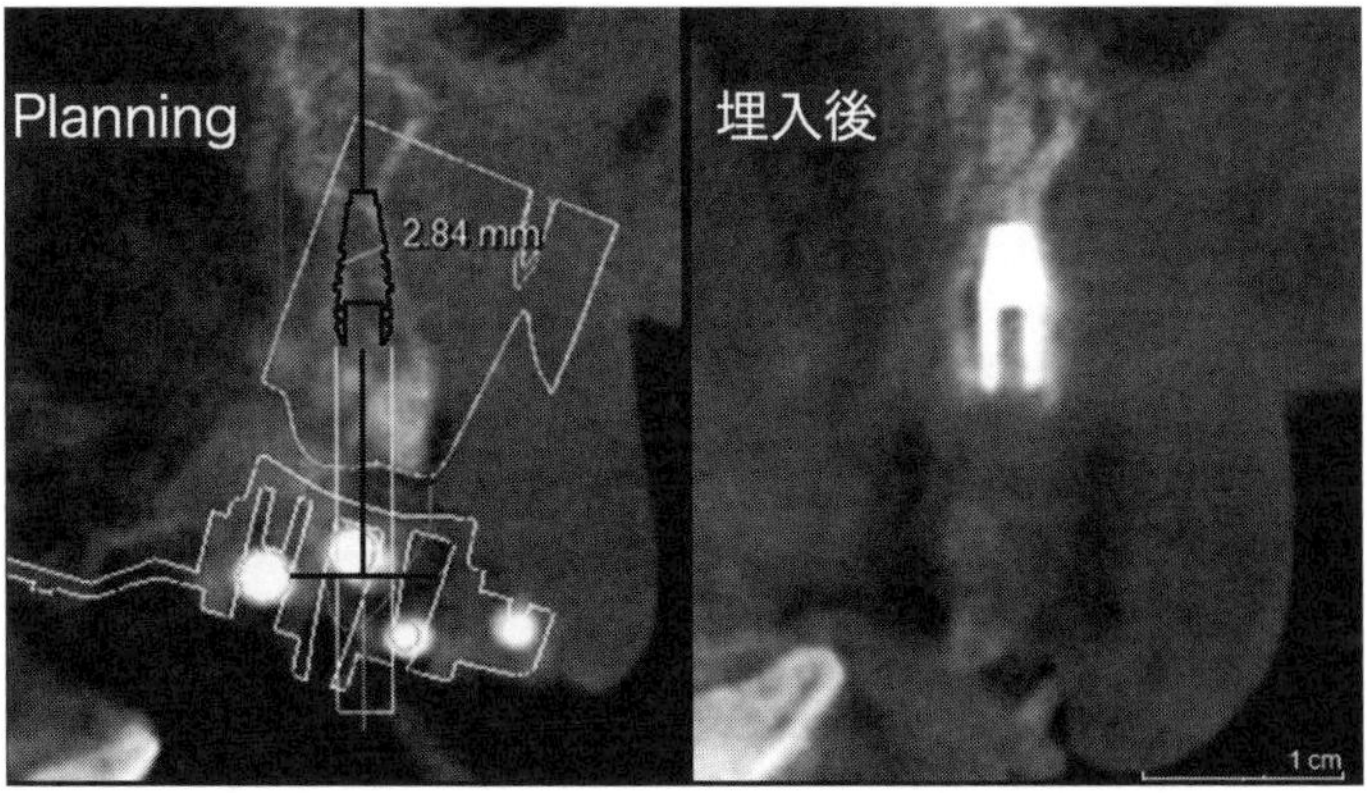

ドを使い、骨造成せずに埋入ができました。サージカルガイドを使用することで低侵襲性の手術となりました。腫れや痛みが少ない手術で治療を終えました。

症例5　前歯を抜歯即日埋入したケース

前歯が破折して抜歯せざる得ない場合にも「仮歯がすぐにほしい」と、みなさん、おっしゃいます。なるべく希望に沿う形での治療計画を立てています。

今回は、抜歯即日埋入、当日仮歯の予定を組みました。

手術当日に朝、CTと歯型データ撮影をしてシミュレーションし、ガイド作成します。

▶抜歯即日埋入

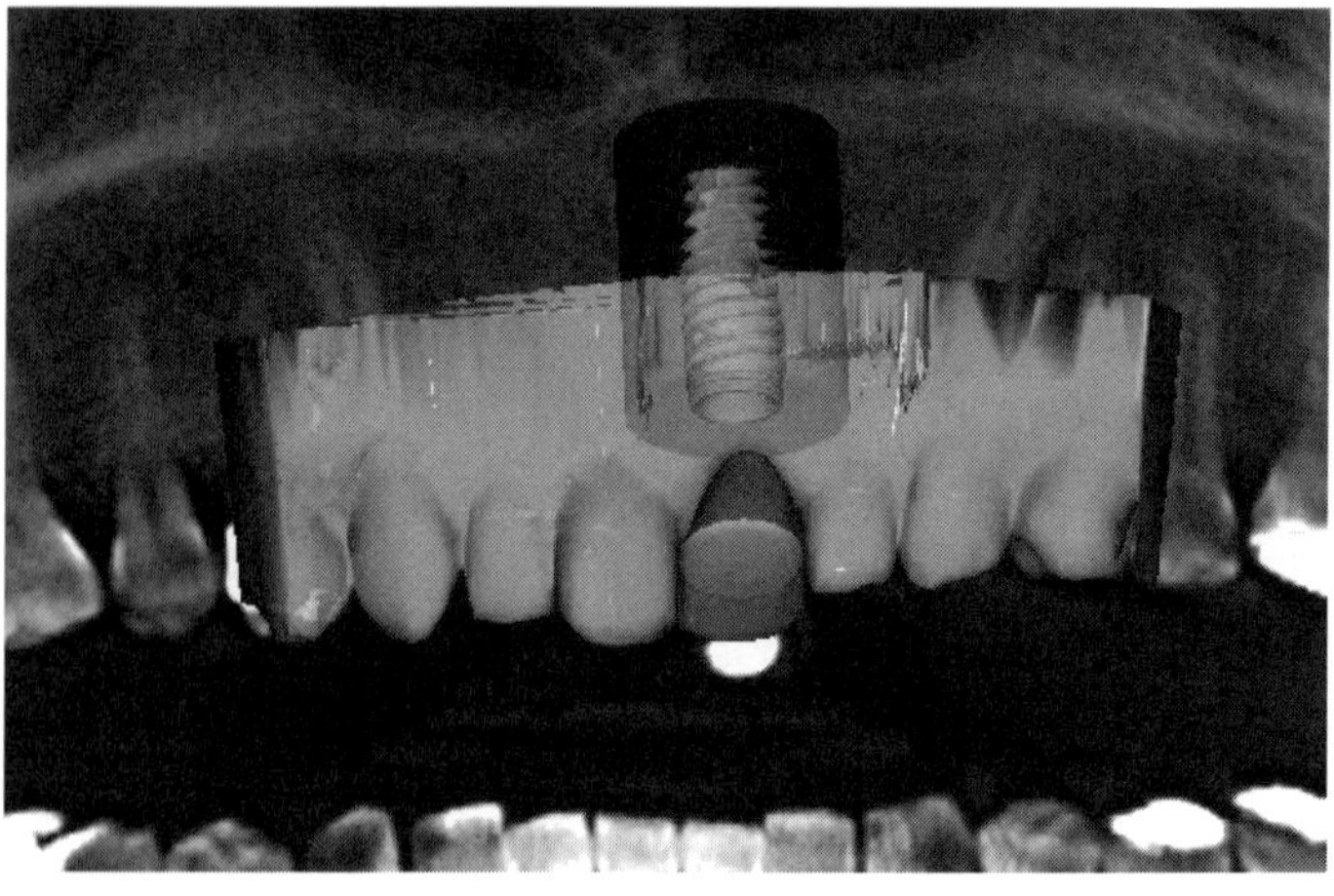

手術前のCTでインプラント手術と仮歯までのシミュレーションを行う

そして、お昼に手術を行います。抜歯即日埋入後に、インプラントの仮歯用に口腔内専用光学カメラで撮影をしました。1時間後、仮歯を装着しました。まる1日かかりますが、1回の来院で仮歯まで装着する治療の流れは、忙しい現代人にとって非常に価値の高い治療法です。この術式は、腫れが少ないのが特徴です。

症例6 ―― 前歯に骨がないケース

前歯に大きな膿ができていて骨がなく、他院でインプラントを断られた症例です。頬側に骨がなくなっている場合には、抜歯前にCTを撮影し、抜歯と同時に人工骨を充填します。これを「ソケットプリザベーション」と言います。埋入の前に、事前に骨を作る治療です。

半年後に、骨が固まっているかどうかを麻酔の針を使用して確認します。骨が固まっている場合は、歯肉を突いたときに骨に跳ね返されます。抜歯時の人工骨が固まったら、インプラントの埋入手術をします。

このステップを踏むことで、骨造成同時インプラント埋入手術を避けることができます。骨造成は、粘膜を延長するために「減張切開」という歯肉を伸ばす作業をします。そ

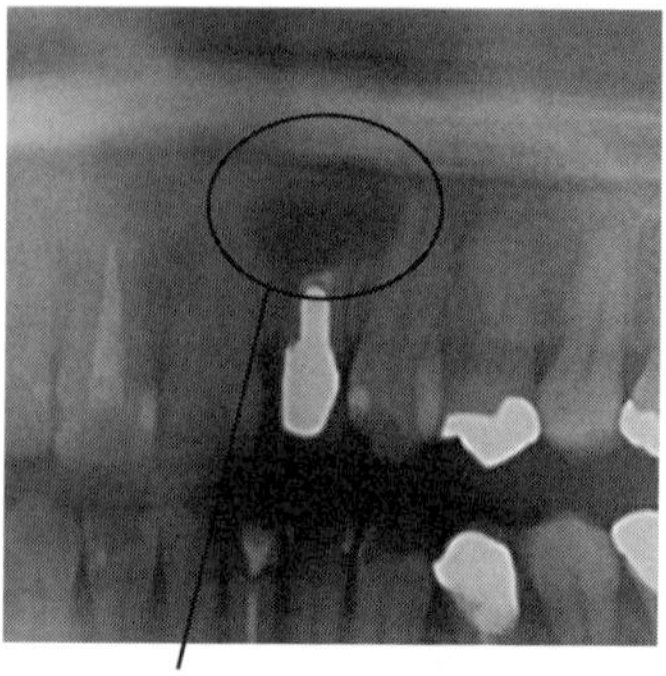

膿

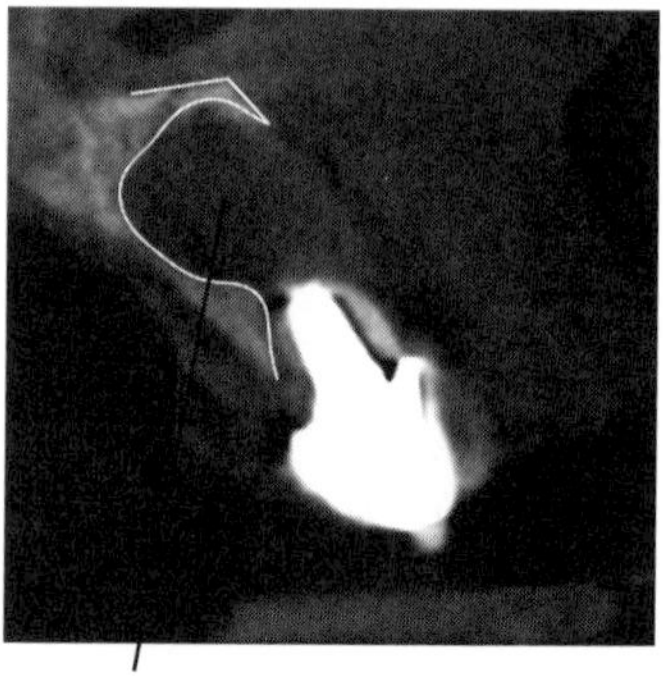

直径1cm大の大きな膿がある

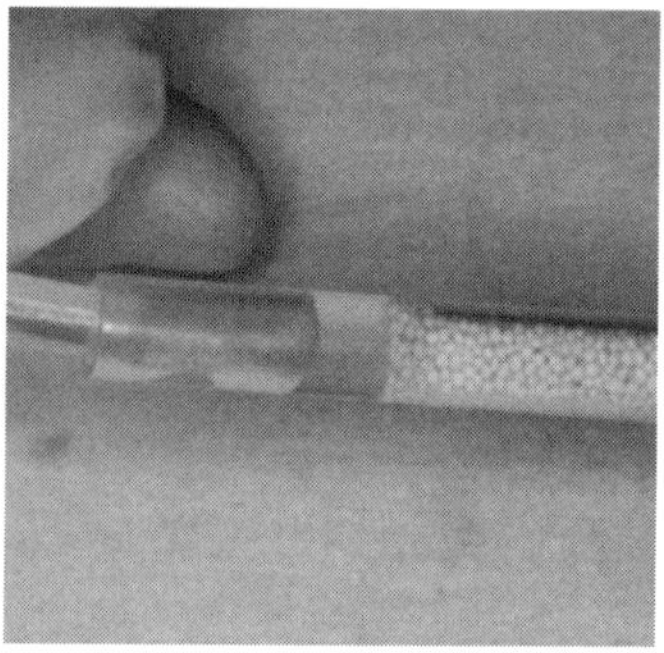

人工骨

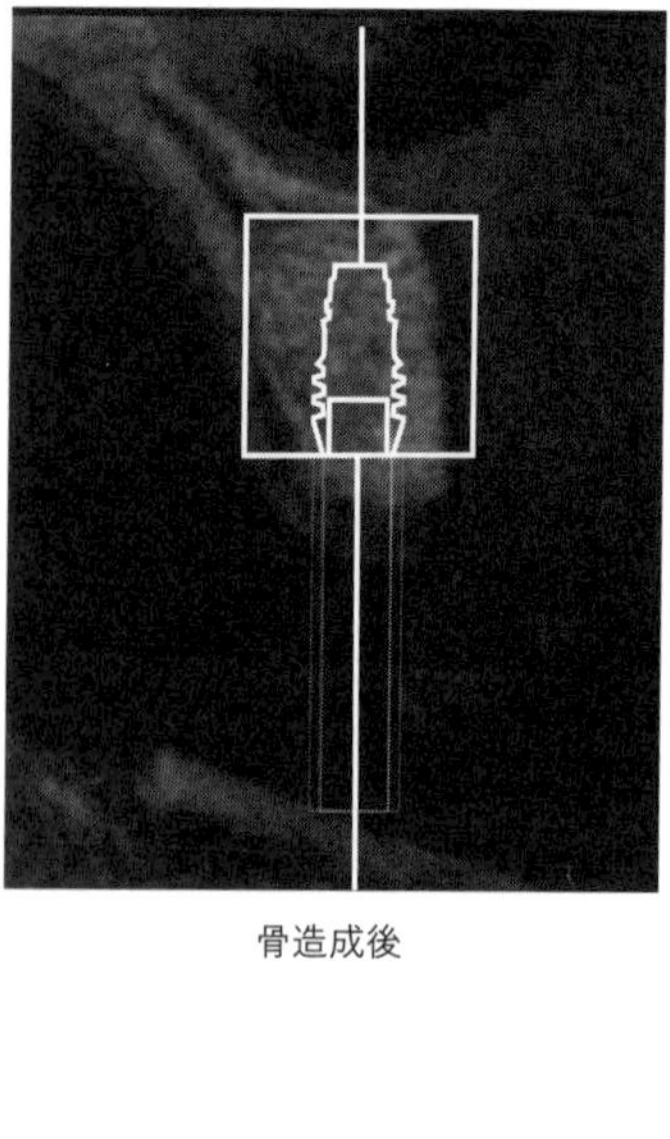

骨造成後

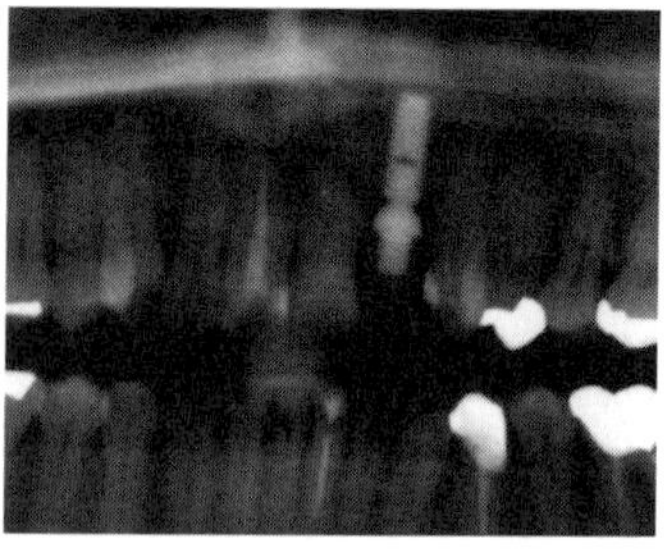

インプラント治療終了後

れが出血を呼び、腫れを引き起こします。ソケットプリザベーションをすることで腫れや痛みの少ない低侵襲性の手術が可能になります。

症例7 ―― 大臼歯を抜歯即日埋入したケース

大臼歯の根っこ周囲に膿がついてしまい、抜歯するしかない状態の方です。全周に黒い層があるのがわかります。そこまで骨がなくなり、骨にまったく支えられていない状態です。抜歯せざるを得ないということで、インプラントを計画しました。

いままでは歯を抜いた後、骨が治るのを待つのに数カ月かかり、再度、痛い思いをして

▶抜歯即日埋入手術の流れ

手術前シミュレーション

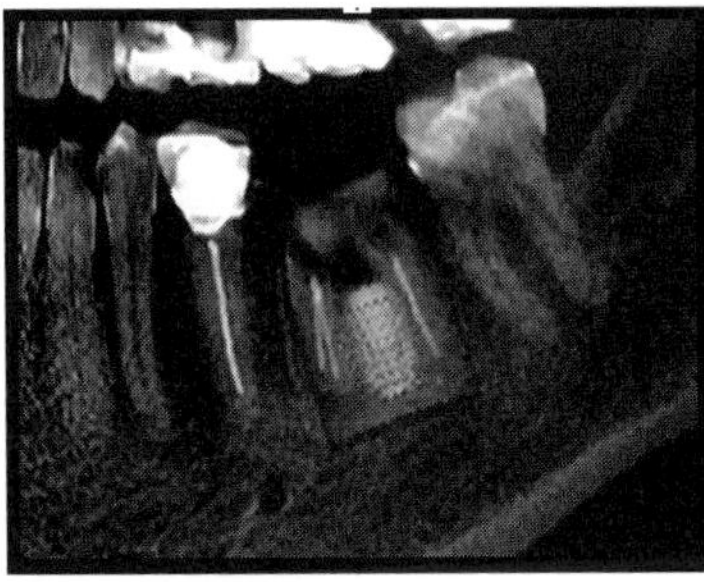

手術後レントゲン

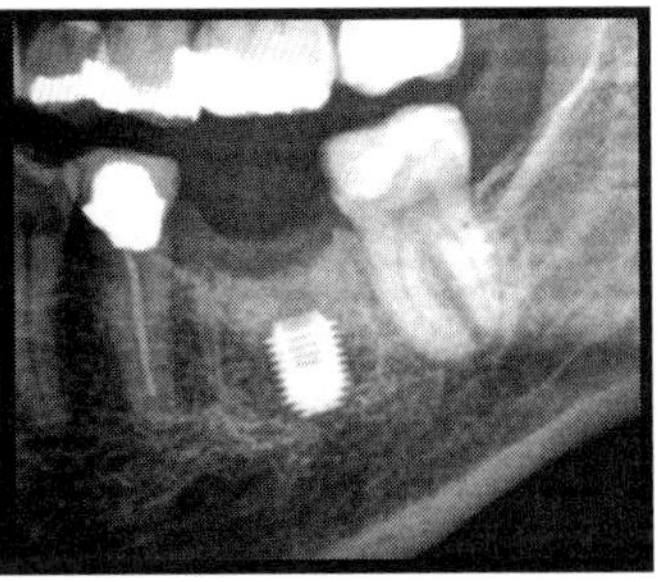

サージカルガイドにてドリリング

インプラントを埋入していました。しかし患者さんにとっては二度、痛い思いをすることになります。そこで、歯を抜いた日にインプラントを入れる抜歯即日埋入を行いました。

大きな膿を除去すると、そこにはインプラントが入る以上の大きな穴があったのです。その大きな抜歯窩の周囲骨を少し削って、インプラントを埋入しました。ほとんど骨は削っていません。置いてくるようにインプラントを埋入します。

抜歯窩よりインプラントのほうが小さいため、隙間が大きく開いてしまいます。そこを人工骨で埋めて、人工歯肉で蓋をするとインプラント手術の完了です。

この術式では、抜歯後、数カ月待たずにインプラントを埋入します。治療期間が短くなり、手術が1回で済み、レントゲンの回数や薬を飲む期間も少なくなります。骨を削らずに、歯肉も切開しないので、腫れませんでした。低侵襲性のインプラント手術の術式となりました。

症例8　Fix On 4（フィックスオン4）のケース

ショートインプラントを使用したインプラント治療の圧巻は、Fix On 4と言われるインプラント治療です。

総入れ歯の患者さんは、何年も経つと顎の骨が吸収されてしまいます。骨がないところにインプラントはできませんが、小さいインプラントを４本入れることで可能になりました。

４本のインプラントで、インプラント歯を固定して噛めるようにしていきます。インプラントをテーブルの足に見立てるとよくわかると思います。４本足があればテーブルは安定します。最小４㎜×５㎜の小豆大のインプラントを使用します。

骨を削る量が少ないので、腫れも少なく、骨が少なくとも埋入可能で適応範囲も広くなります。高齢者の手術では合併症が増えてきますから、手術の侵襲は少ないに越したことがありません。

▶インプラント装着時の口腔内

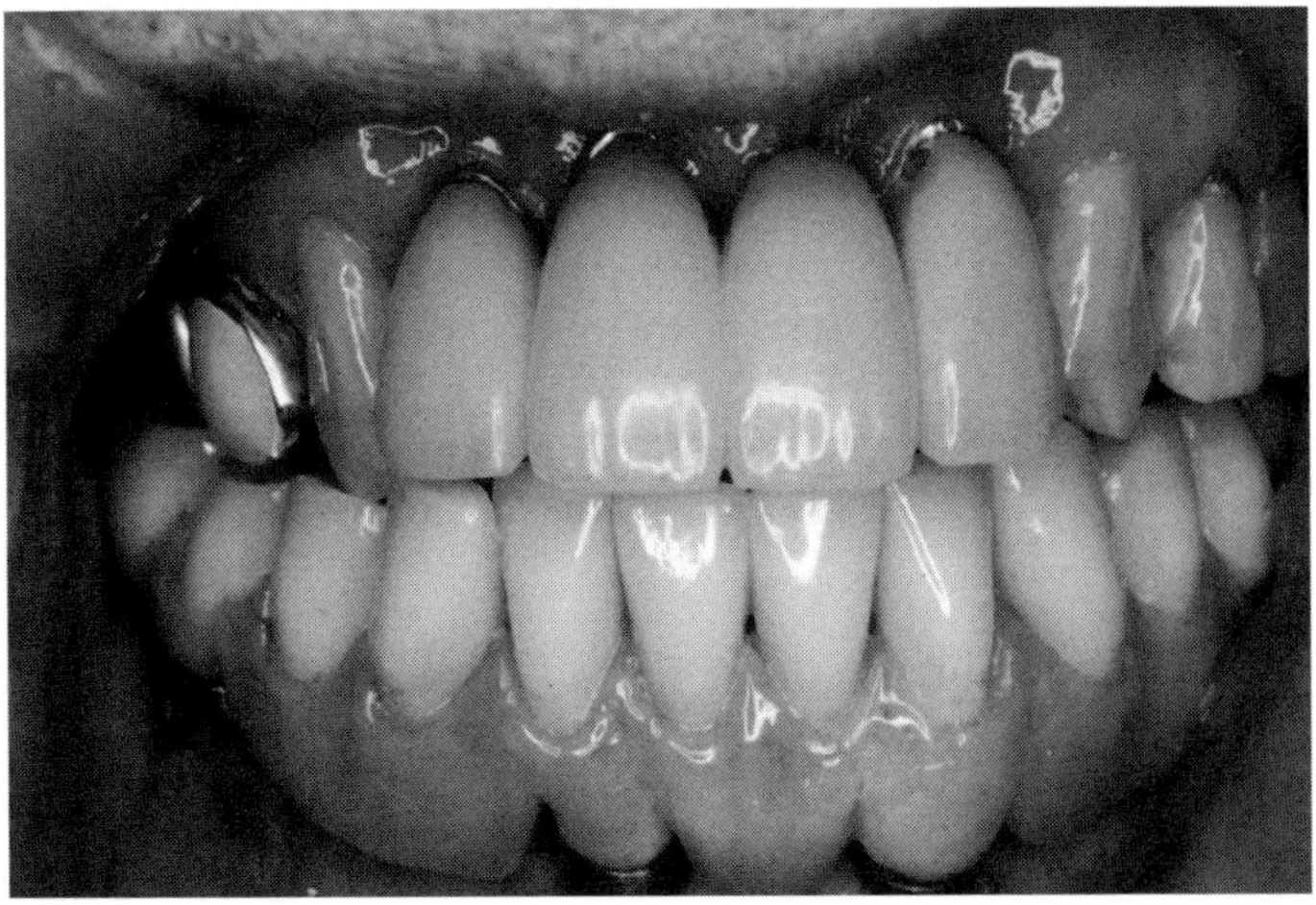

日本初のFix On 4（初期は固定式）

▶Fix On 4のレントゲン写真

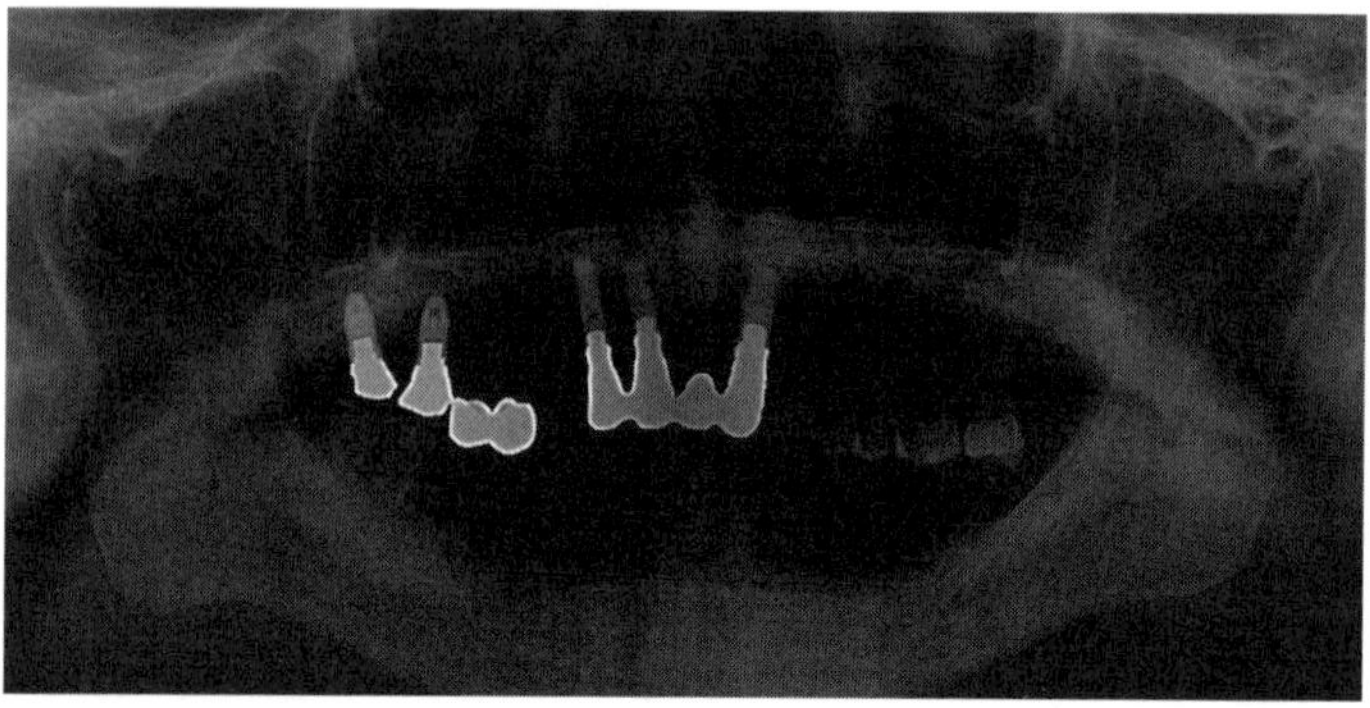

術前

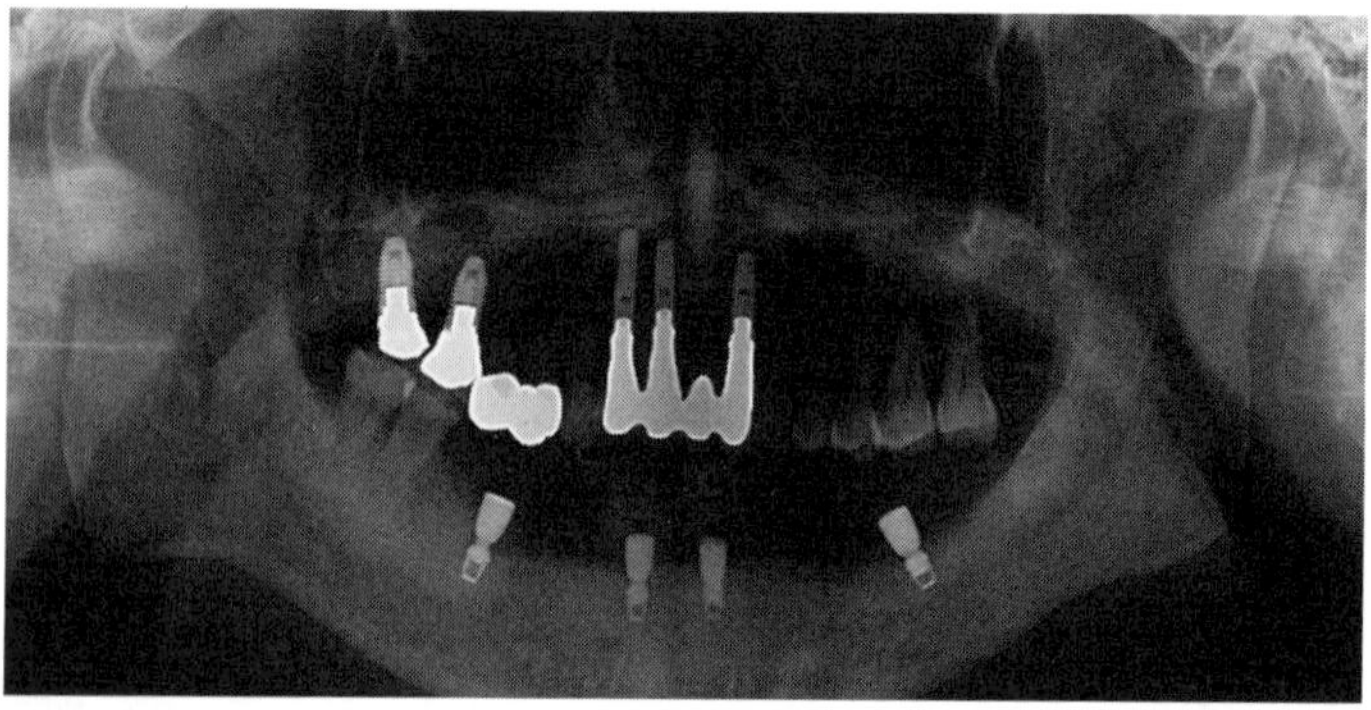

術後

進化したＦｉｘ Ｏｎ ４のインプラントの歯は、取り外しの入れ歯です。取り外しの入れ歯といっても、話している途中で外れるようなものではありません。朝晩、歯磨きする度に外します。取り外しのメリットは、完全に外してインプラントの歯磨きができることです。

人生の最後のステージでは、入れ歯が外せると介護の方にも歯磨きを簡単にしてもらうことができ、メリットとして挙げられます。インプラントは、歯磨きしないとインプラント周囲炎になってしまいますが、Ｆｉｘ Ｏｎ ４なら外して洗うことができ、インプラント周囲炎のトラブルを予防できます。

▶進化した取り外し可能なインプラント歯（Fix On 4）

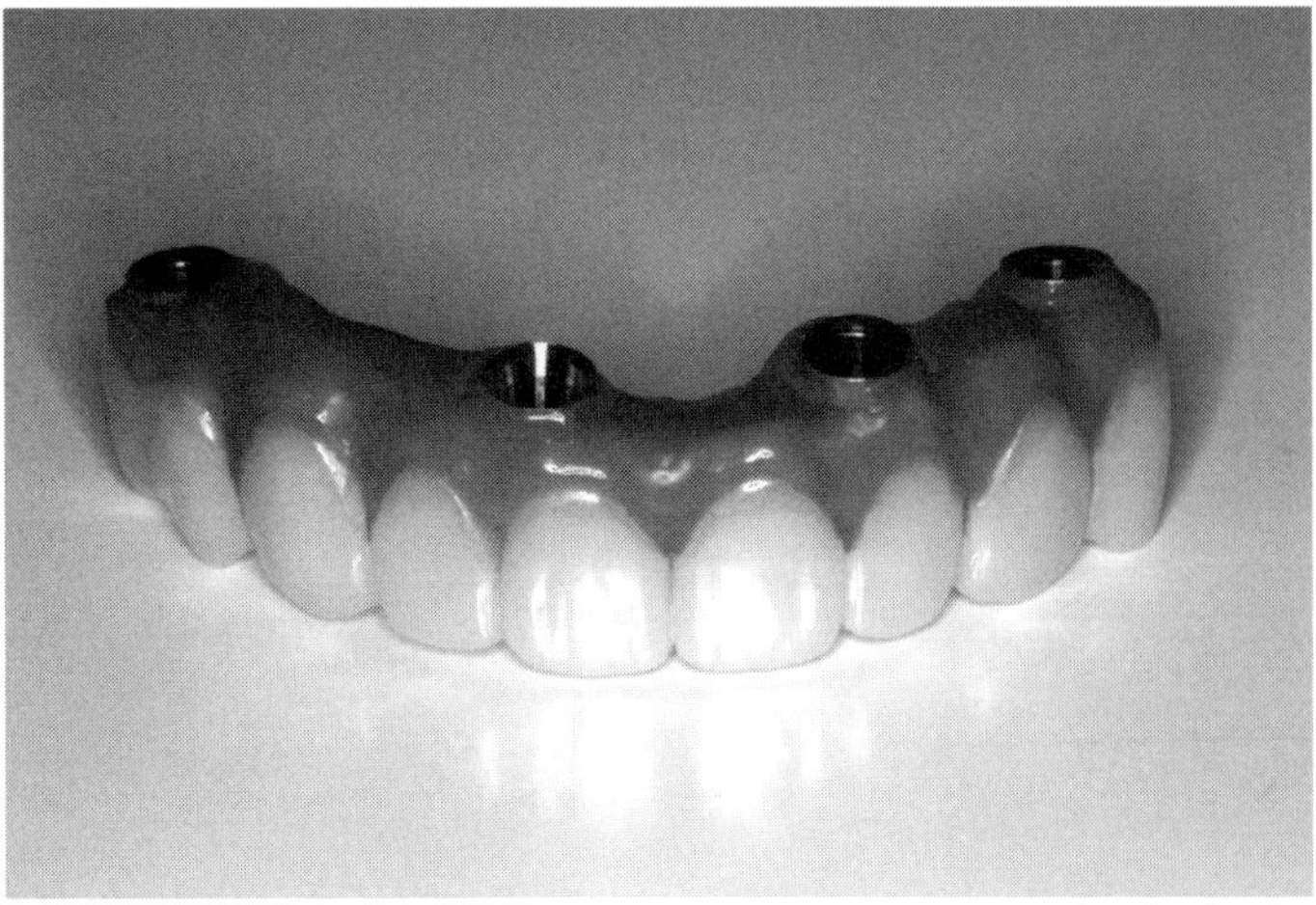

おわりに

噛むことは、生きること。噛む力は、生きる力。

食べることは、単に咀嚼することとは違った意味があることをわかっていただけたと思います。

消化吸収を助けるだけでなく、脳に刺激を与えて認知症予防にもなると言われています。また、食事をすることで精神的なストレスが減り、噛むことで満腹中枢を刺激し肥満予防にもつながります。失った歯をそのままにすると、隣の歯や噛み合わせの歯にも悪影響があります。

噛む力があればこそ、おいしく食事ができます。おいしい食事が食べたいと思うことは、生きる力があることだと言えるでしょう。

口元の美しさは、単に「見た目」だけではありません。

しっかり噛める、話ができる、飲み込みができる、笑顔に自信を持てるなど、さまざまな機能があります。お友達、家族など周りの方とコミュニケーションを取るのにも、口腔機能は重要な役割をしています。

インプラント手術をやらなくちゃいけなくなったときに、不安が山のようにやってくることでしょう。

今では、インプラント手術時のアクシデントを回避する最新技術や術式が生まれていて、低侵襲性のインプラント手術を選択するようになりました。

主な不安は「腫れ」や「痛み」だと思います。しかし、今はその「腫れ」や「痛み」が少ない術式があるので、無理だと諦めていた人や怖くてできないと思っていた人は、セカンドオピニオンをおすすめします。

みなさんの笑顔に隠れた「生きる力」を衰えさせることなく維持するために、失われた歯の代わりにインプラント治療を選んでほしいと思っています。

健康で、幸せに歳を重ねる。「WELL AGING」の精神をお伝えしたい。上手に歳を取ることこそ、時間の使い方上手だと思います。お口の健康から全身の健康へとつながっていきます。

この本を手に取り、インプラントの良さや、安全な部分を理解してほしいです。そして、お口の健康に気づいて「健口長寿こそ私たちの生きる道だ」と思っていただければ、大変うれしく思います。

最後まで読んでくださり、どうもありがとうございます。

２０２３年８月

ハートフル総合歯科グループ 理事長　下田孝義

インプラントの不安《ふあん》が解消《かいしょう》できる本《ほん》

2023年10月5日　初版第1刷

著　者――――――下田孝義《しもだたかよし》
発行者――――――松島一樹
発行所――――――現代書林
〒162-0053　東京都新宿区原町3-61　桂ビル
TEL／代表　03(3205)8384
振替00140-7-42905
http://www.gendaishorin.co.jp/

デザイン――――――田村　梓（ten-bin）
イラスト――――――宮下やすこ

印刷・製本　㈱シナノパブリッシングプレス
乱丁・落丁本はお取り替えいたします。

定価はカバーに
表示してあります。

ISBN978-4-7745-1972-2 C0047